Conhecendo melhor a DOENÇA DE PARKINSON

Uma abordagem multidisciplinar
com orientações práticas
para o dia-a-dia

Dados Internacionais de Catalogação na Publicação (CIP)
(Câmara Brasileira do Livro, SP, Brasil)

Conhecendo melhor a Doença de Parkinson: uma abordagem multidisciplinar com orientações práticas para o dia-a-dia / João Carlos Papaterra Limongi (organizador). São Paulo: Plexus Editora, 2001.

Vários colaboradores.
Bibliografia.
ISBN 978-85-85689-55-1

1. Mal de Parkinson 2. Mal de Parkinson - Diagnóstico 3. Mal de Parkinson - Pacientes 4. Mal de Parkinson - Tratamento I. Limongi, João Carlos Papaterra. I. Título.

CDD-616.833
01-1725 NLM-WL 359

Índice para catálogo sistemático:

1. Doença de Parkinson: Medicina 616.833

Conhecendo melhor a DOENÇA DE PARKINSON

Uma abordagem multidisciplinar com orientações práticas para o dia-a-dia

João Carlos Papaterra Limongi
(organizador)

plexus

CONHECENDO MELHOR A DOENÇA DE PARKINSON
uma abordagem multidisciplinar com
orientações práticas para o dia-a-dia

Capa: **Tereza Yamashita**
Editoração e fotolitos: **Join Bureau**

Plexus Editora
Departamento editorial:
Rua Itapicuru, 613 – 7º andar
05006-000 – São Paulo – SP
Fone: (11) 3872-3322
Fax: (11) 3872-7476
http://www.plexus.com.br
e-mail: plexus@plexus.com.br

Atendimento ao consumidor:
Summus Editorial
Fone: (11) 3865-9890

Vendas por atacado:
Fone: (11) 3873-8638
Fax: (11) 3873-7085
e-mail: vendas@summus.com.br

Impresso no Brasil

À memória de meu pai

Sumário

Introdução

A idéia de escrever um livro sobre a doença de Parkinson para não-especialistas surgiu da constatação de que o material disponível para os que desejam se aprofundar no assunto raramente seria encontrado fora de bibliotecas especializadas, em geral ligadas a hospitais ou universidades. Além disso, como esse material é quase sempre dirigido ao médico especialista, a linguagem utilizada torna os textos quase sempre pouco atraentes, e não raro confusos para o leitor não familiarizado com a terminologia médica. Essa busca pode ser particularmente frustrante para o paciente que recebeu há pouco o diagnóstico de doença de Parkinson e quer saber mais sobre sua condição. Esses pacientes se vêem às voltas com a dupla tarefa de "absorver" a notícia de que são portadores de uma enfermidade para a qual ainda não se conhece a cura e a de tentar entender as mudanças que ocorrem em seu organismo, as quais são responsáveis por sintomas que lhe são absolutamente novos. Não menos confortável é a situação dos familiares mais próximos que assistem, perplexos, a mudanças imperceptíveis, no início, mas que, pouco a pouco, vão se tornando definitivamente evidentes, como o aparecimento de tremor numa das mãos ou a atitude hesitante na realização de determinados movimentos, antes realizados de forma totalmente automática. O papel do médico neurologista é fundamental nesse momento, em que dúvidas emergem e o grau de ansiedade, por vezes, mal permite ao paciente ou a seus familiares reter as explicações que estão sendo dadas, mesmo que na linguagem menos técnica possível.

A doença de Parkinson é uma afecção complexa. Muitas vezes, a dificuldade começa no próprio diagnóstico, e são vários os motivos para que isso ocorra. Em primeiro lugar, existem outras condições que podem se confundir com essa doença, ao menos em suas fases iniciais. Tais condições podem ser razoavelmente comuns, como o *tremor essencial*, ou bem mais raras, como a *paralisia supranuclear progressiva*, uma forma mais agressiva de parkinsonismo. O diagnóstico correto é fundamental para a instituição de tratamento adequado e até para o estabelecimento de prognósticos. Em segundo lugar, a própria doença de Parkinson pode ser clinicamente variável e alguns de seus sintomas podem estar ausentes em certos casos. Da mesma forma, o tratamento deve ser sempre individualizado, e não existe nenhuma fórmula ideal que sirva para todos os pacientes. De modo geral, não há maiores dificuldades de tratamento nos primeiros anos, mas, em casos mais avançados, a melhor combinação de vários fármacos e o estabelecimento de horários para a ingestão das medicações requerem habilidade e experiência do neurologista, bem como boa dose de cooperação por parte do paciente. Por outro lado, o tratamento do parkinsoniano vai muito além da prescrição de medicamentos. Programas de fisioterapia e outras atividades físicas, técnicas de reabilitação da voz e regras básicas de nutrição constituem aspectos fundamentais a serem observados.

Este volume é dividido em sete capítulos. No Capítulo 1, as informações essenciais sobre a doença de Parkinson, incluindo os sintomas principais, causas e mecanismos de lesão celular, são discutidas em detalhe. Embora se tenha procurado evitar o uso indiscriminado de termos médicos ou científicos pouco familiares, vários deles não puderam deixar de ser empregados sem prejuízo da precisão do texto. Quando isso ocorreu, os termos foram sempre seguidos de seu significado, de modo que a clareza da exposição não ficasse comprometida. No Capítulo 2 são apresentadas as estratégias de tratamento atualmente disponíveis e as indicações de cada uma delas. No Capítulo 3 são esmiuçadas algumas condições clínicas não diretamente relacionadas à doença de Parkinson, mas que podem ocorrer nos grupos etários mais avançados, tais como hipertensão arterial, diabetes e distúrbios hormonais, que podem interferir em maior ou menor grau nos sintomas parkinsonianos e/ou no tratamento. No Capítulo 4 estão expostos, de forma didática e com ilustração farta, técnicas e exercícios físicos destinados a facilitar diversas atividades da vida diária, como caminhar, vestir-se, virar-se na cama e alimentar-se, entre outros. A observação das recomendações sugeridas certamente fará considerável diferença na qualidade de vida de muitos pacientes. No Capítulo 5 são detalhados novos aspectos relacionados à deglutição e à voz, com recomendações para melhorar o desempenho de pacientes que apresentam dificuldades nessas áreas. O Capítulo 6 é dedicado aos problemas derivados de uma alimentação inadequada. Os vários grupos de alimentos são analisados segundo sua função nutricional, e alguns tipos de cardápios são sugeridos para situações clínicas específicas. No final, um pequeno glossário inclui os termos mais utilizados pelos que estudam a doença de Parkinson.

Longe de ter a pretensão de esgotar o assunto, o objetivo deste volume, entretanto, é bastante abrangente. Procurou-se fornecer informações atualizadas em linguagem acessível, mas com certo nível de profundidade, de modo que ele possa servir como referência para profissionais da área da saúde de alguma forma envolvidos com a doença de Parkinson e, principalmente, para o estabelecimento de rotinas que facilitem o cotidiano de pacientes, familiares e cuidadores.

Agradecimentos:

Teresa, esposa e amiga, cujo incentivo foi fundamental em todos os momentos;

Regina Helena Moucachen Laureano, pelo primoroso trabalho de fotografia;

Flávio Knoop, pela presteza na execução dos desenhos;

Marylandes e Samuel Grossmann, pelo trabalho incansável em prol dos parkinsonianos;

Andréa Stingelin, que acreditou nesse projeto desde o início.

E também para Ana Cláudia Gonçalves Malta e Jacob Beckers.

A todos, muito obrigado.

1

Principais sintomas, causas e formas clínicas

João Carlos Papaterra Limongi

A doença de Parkinson é uma afecção degenerativa do sistema nervoso central que acomete principalmente o sistema motor. É uma das condições neurológicas mais freqüentes e sua causa permanece desconhecida. As estatísticas disponíveis revelam que a prevalência na população geral é de cem a 150 casos para 100 mil habitantes, e a cada ano ocorrem 20 novos casos por 100 mil habitantes. Os sintomas motores mais comuns são: tremor, rigidez muscular, lentidão de movimentos e alterações posturais. Entretanto, manifestações não motoras também podem ocorrer, tais como: comprometimento da memória, depressão, alterações do sono e distúrbios do sistema nervoso autônomo.

A doença de Parkinson é uma condição crônica e progressiva. A evolução dos sintomas é usualmente lenta, mas é variável em cada caso. O termo *parkinsonismo* refere-se a um grupo de doenças que podem ter várias causas e apresentam em comum os sintomas descritos acima em combinações variáveis, associados ou não a outras manifestações neurológicas. A doença de Parkinson é a forma mais freqüente de *parkinsonismo,* também chamada de *parkinsonismo primário*, cujas causas ainda não foram identificadas. Por outro lado, diz-se que um parkinsonismo é secundário naqueles casos em que alguma causa pode ser identificada. Cerca de 75% de todas as formas de parkinsonismo correspondem à forma primária, ou seja, à doença de Parkinson.

A doença desenvolve-se quando neurônios (principal tipo de célula constituinte do sistema nervoso) de certa área do cérebro, denominada *substância negra*, morrem ou tornam-se não-funcionantes. Essa área chama-se substância negra em virtude de sua cor escura, resultado da grande concentração de um pigmento chamado neuromelanina existente nessa estrutura. Esses neurônios produzem uma substância chamada dopamina, que é um importante mensageiro químico ou neurotransmissor, responsável pela transmissão de sinais entre a substância negra e o corpo estriado, outra importante estrutura motora do cérebro. A redução da quantidade de dopamina reflete-se de maneira decisiva no corpo estriado, resultando em mau funcionamento desse último e em perda da capacidade de o paciente controlar seus movimentos de maneira normal. A causa da morte desses neurônios não é de todo conhecida, mas pesquisas recentes têm revelado aspectos novos e fascinantes acerca dos possíveis mecanismos envolvidos na produção da doença.

A história da doença de Parkinson

James Parkinson foi o primeiro a descrever a condição, que hoje leva seu nome, e a compreendê-la tal como hoje a conhecemos e da qual apenas alguns sintomas isolados haviam sido mencionados até então nas obras médicas daquela época.

Nascido na Inglaterra em 1755, James Parkinson seguiu a carreira do pai e dedicou-se à clínica geral. Em 1817, quando já contava 62 anos, publicou sua clássica monografia *An essay on the shaking palsy* [Um ensaio sobre a paralisia agitante] na qual, com precisão e senso de observação notáveis para a época, descreveu o tremor, a postura e a marcha tão característicos daquela condição.

Entretanto, foi apenas no final do século XIX e no início do século XX, graças aos estudos de Charcot, que os conhecimentos clínicos daquela doença, conhecida como paralisia agitante, tomaram maior impulso. Nascido em 1825, Jean-Martin Charcot é considerado o pioneiro da neurologia moderna. Chefe de serviço do Hospital de la Salpêtrière, em 1862, seus ensinamentos atraíam médicos e estudantes de toda a Europa. Escrevendo sobre a paralisia agitante, comentava acerca da impropriedade dessa denominação, pois os pacientes não estavam de fato paralisados e nem todos apresentavam tremor. Rebatizou então a doença com o nome de seu primeiro observador, o que foi unanimemente aceito pela comunidade científica. Charcot foi o primeiro a propor tratamento para a moléstia — ainda que de eficácia limitada — à base de plantas ricas em alcalóides. Durante quase cem anos, os extratos de algumas dessas plantas, e mais tarde produtos sintéticos criados a partir daquelas, constituiriam a única possibilidade de tratamento.

Depois de Parkinson e Charcot, outro cientista que se destacou na história da doença foi Kinnier Wilson que, em 1929, teve o mérito de descrever a *acinesia*, o mais curioso dos sintomas parkinsonianos, distinguindo-a da rigidez com a qual era antes confundida.

Desde essa época, a descrição dos sintomas e sinais clínicos da doença de Parkinson não se modificou substancialmente. Além disso, o desenvolvimento das técnicas de neuroimagem — como a tomografia computadorizada ou a ressonância magnética — e dos testes biológicos pouco acrescentaram ao diagnóstico, assim como não modificaram a atitude prática do médico diante do paciente. Para reconhecer a doença, o olhar, a escuta e alguns gestos simples continuam, na grande maioria dos casos, necessários e suficientes.

Muitas outras descobertas marcaram a história da doença de Parkinson: observação das modificações anatômicas da substância negra (1919), desenvolvimento dos primeiros medicamentos antiparkinsonianos e da neurocirurgia estereotáxica (entre 1950 e 1960), identificação da falta de dopamina como a principal responsável pelos sintomas (início dos anos 60), introdução da levodopa (1967) e dos agonistas da dopamina (1974) e a descoberta de modelos experimentais mais adequados (a partir da década de 1980).

Os sintomas iniciais

Os primeiros sintomas têm início de modo quase imperceptível e progridem lentamente, o que faz com que o próprio paciente ou seus familiares não consigam identificar o início preciso das primeiras manifestações. O primeiro sinal pode ser uma sensação de cansaço ou mal-estar no fim do dia. A caligrafia pode se tornar menos legível ou diminuir de tamanho, e a fala pode se tornar monótona e menos articulada. O paciente freqüentemente se torna deprimido sem motivo aparente. Podem ocorrer lapsos de memória, dificuldade de concentração e irritabilidade. Dores musculares são comuns, principalmente na região lombar.

Muitas vezes, amigos ou familiares são os primeiros a notar as primeiras mudanças: um dos braços ou uma perna movimenta-se menos do que a do outro lado, a expressão facial perde a espontaneidade, a freqüência dos piscamentos diminui, os movimentos tornam-se mais vagarosos, a pessoa permanece por mais tempo em determinada posição e parece um tanto rígida.

À medida que a doença progride, aparecem outros sintomas. O tremor é em geral o primeiro a ser notado pelo paciente e acomete primeiramente um dos lados do corpo, com freqüência uma das mãos, mas pode se iniciar em um dos pés. Segurar um objeto ou ler o jornal podem se tornar atividades árduas. O tremor é mais intenso quando o membro encontra-se em repouso ou durante o caminhar e desaparece quando em movimento. Para a maioria dos pacientes, o tremor é o principal motivo que os leva a procurar ajuda médica pela primeira vez.

Manifestações clínicas

Tremor

É o sintoma mais freqüente e o que mais chama a atenção, embora não seja o mais incapacitante. Apresenta-se de forma característica: é rítmico, relativamente lento quando comparado com outros tipos de tremores (de quatro a sete ciclos por segundo) e ocorre principalmente quando o membro está em repouso. Quando o paciente movimenta um membro, o tremor ali presente cessa de imediato para retornar logo após o fim do movimento. No início da doença, o tremor ocorre em um lado e assim permanece por intervalos variáveis de tempo. Após certo período, o outro lado também é acometido ou ele pode surgir na cabeça, mandíbula, no lábio, queixo e nos membros inferiores. Situações de estresse emocional ou a sensação de ser observado aumentam visivelmente a intensidade do tremor. Por outro lado, durante o estado de relaxamento ou durante o sono, o tremor tende a desaparecer por completo.

Rigidez

A rigidez muscular decorre do aumento da resistência que os músculos oferecem quando um segmento do corpo é movido passivamente pelo examinador. Em outras palavras, para cada grupo de músculos existem outros, que possuem atividade oposta, chamados de músculos antagonistas. Dessa forma, quando um músculo é ativado para realizar determinado movimento, em condições normais, seu antagonista é inibido para facilitar esse movimento. Na doença de Parkinson, essa inibição não é feita de modo eficaz, pois alguns comandos originados do cérebro chegam aos músculos de modo alterado. Como conseqüência, os músculos tornam-se mais tensos e contraídos, e o paciente sente-se rígido e com pouca mobilidade. Quando determinado membro é deslocado passivamente pelo examinador, podem-se sentir, superpostos à rigidez, curtos períodos de liberação rítimicos e intermitentes, fenômeno que recebe o nome de *sinal da roda denteada.*

Acinesia e bradicinesia

O termo *acinesia* refere-se à redução da quantidade de movimento, enquanto *bradicinesia* significa lentidão na execução do movimento. O paciente apresenta redução da movimentação espontânea em todas as esferas. A mímica facial torna-se menos expressiva, transmitindo com menor intensidade sentimentos e emoções que, por sua vez, mantêm-se preservados. A caligrafia torna-se menos legível e de tamanho reduzido, fenômeno conhecido por *micrografia.* As atividades diárias, antes feitas com rapidez e desembaraço, são agora realizadas com vagar e à custa de muito esforço. O paciente anda com passos mais lentos e pode apresentar alguma dificuldade para equilibrar-se. A postura geral do paciente modifica-se: existe predominância dos músculos flexores, de modo que a cabeça permanece fletida sobre o tronco, este sobre o abdome, e os membros superiores são mantidos ligeiramente à frente, com os antebraços semifletidos na altura do cotovelo.

Outros sintomas

Além dos sintomas motores mencionados, várias outras manifestações podem ocorrer, muitas das quais podem ser tratadas com medicação apropriada. A intensidade desses sintomas é variável em cada caso, e eles podem ou não aparecer em determinado paciente. Entretanto, podem constituir-se motivo de grande desconforto e não devem ser deixados de lado, pois sua resolução muitas vezes é possível com medidas médicas adequadas. Alguns desses sintomas serão descritos a seguir.

Depressão

Sintomas depressivos ocorrem entre 40 e 50% dos pacientes parkinsonianos. Embora considerada como reativa a uma condição que limita a atividade normal, pacientes com doença de Parkinson costumam ter depressão mais freqüentemente se comparados a pacientes portadores de outras doenças ainda mais incapacitantes. Além disso, em número considerável de casos a depressão inicia-se antes mesmo do aparecimento dos sintomas clássicos, num momento em que não há qualquer evidência de incapacidade.

Em alguns pacientes, a depressão pode ser acompanhada de ansiedade e, mais raramente, de episódios de agitação. A intensidade dos sintomas depressivos pode variar desde quadros leves até os mais graves, em que a depressão torna-se o sintoma mais importante e um dos fatores determinantes de incapacidade. Nesses casos, o tratamento específico com medicamentos antidepressivos é fundamental para o controle dos sintomas.

Alterações emocionais também são comuns. Pacientes podem sentir-se inseguros e temerosos quando submetidos a alguma situação nova. Eles podem deixar de sair ou de viajar e muitos tendem a retrair-se e evitar contatos sociais. Alguns perdem a motivação e tornam-se excessivamente dependentes dos familiares.

Distúrbios do sono

Constituem um dos problemas mais comuns. Compreendem uma ampla gama de sintomas que incluem: dificuldade em conciliar o sono, freqüentes despertares durante a noite, sonhos "reais" (em que o paciente tem dificuldade em distinguir o sonho da realidade) e pesadelos. Uma das observações mais comuns é a inversão do ciclo vigília-sono, em que o paciente "troca o dia pela noite". Esse fenômeno ocorre lentamente como resultado de uma combinação de fatores (que incluem freqüentes cochilos durante o dia e dificuldade progressiva para dormir à noite) que se autoperpetuam e culminam em importante inversão do ciclo. Outras vezes, ocorrem movimentos bruscos (pequenos pulos ou movimentos rápidos com os membros) chamados de *mioclonias,* que podem ser normais quando ocorrem de vez em quando. Na doença de Parkinson, essas mioclonias podem ser mais freqüentes e intensas, bem como acordar o cônjuge e mesmo o próprio paciente.

O tratamento dos vários distúrbios do sono depende de uma série de fatores, como idade, tipo de sintoma e o quadro clínico do paciente. Medicamentos indutores do sono ou antidepressivos (lembre-se de que a depressão é uma das causas de insônia) podem ser usados. A levodopa, ao mesmo tempo que pode melhorar a qualidade do sono por proporcionar maior mobilidade, pode ser um dos fatores na produção de mioclonias e sonhos "reais".

Distúrbios cognitivos

A maior parte dos pacientes com doença de Parkinson não apresenta declínio intelectual. Isso significa que a capacidade de raciocínio, percepção e julgamento encontram-se intactas. Entretanto, alguns pacientes relatam dificuldades com a memória (geralmente em forma de "brancos" momentâneos), cálculos e em atividades que requerem orientação especial. Tais alterações podem ocorrer em qualquer estágio da doença, mas tendem a ser mais intensas nas fases adiantadas e nos pacientes mais idosos. Por outro lado, sintomas de demência franca podem ocorrer em cerca de 20% dos pacientes, porém, quando ocorrem no início, deve-se levar em conta a possibilidade de outros diagnósticos que não a doença de Parkinson.

Muitas vezes, a própria medicação antiparkinsoniana pode contribuir para a produção de alterações mentais. Por exemplo, os anticolinérgicos (grupo de drogas ainda bastante usado principalmente contra o tremor) podem resultar em distúrbios de memória e, em casos mais graves, confusão mental e alucinações. Esses sintomas ocorrem na maioria das vezes em pacientes mais idosos que, em geral, não devem fazer uso desse tipo de medicação. A própria levodopa, bem como os agonistas da dopamina e a amantadina, também pode, em alguns casos, desencadear reações semelhantes. Felizmente, todos esses sintomas desaparecem quando o medicamento é suspenso ou as doses são reduzidas.

Distúrbios da fala

A doença de Parkinson, em virtude da localização predominantemente subcortical do processo degenerativo, não produz alterações da linguagem no que diz respeito aos mecanismos de expressão e compreensão da palavra falada e/ou escrita. Dessa forma, as afasias não fazem parte do rol de sintomas que podem acometer o parkinsoniano. Além disso, alguns pacientes podem não apresentar qualquer alteração da fala, seja em relação ao volume de emissão da voz ou à entonação e melodia do fraseado. Em outros, entretanto, a fala pode estar afetada de modo característico. Tais alterações podem ocorrer no início da doença, mas raramente constituem o primeiro sintoma. A primeira manifestação é percebida geralmente por amigos ou familiares que referem dificuldade na compreensão da palavra falada, principalmente ao telefone. A voz torna-se mais fraca, o volume de voz diminui e pode haver certa rouquidão. Dificuldade na articulação constitui sintoma freqüente em todas as fases da doença, mas pode ser bastante incapacitante nas fases mais avançadas ou naqueles pacientes nos quais a voz é mais exigida como professores e atores, por exemplo. Outra característica marcante é o que se denomina *fala monótona*: as frases são emitidas de modo constante, pausado, com a perda da entonação e cadência naturais que conferem à fala sua musicalidade e expressão emocional. Alguns pacientes tendem a acelerar o ritmo da fala de modo a encurtar o tempo de emissão de uma frase, embaralhando as palavras e dificultando sua compreensão. A essa alteração do ritmo pode-se associar a *palilalia*, que consiste na repetição de uma sílaba ou palavra uma ou várias vezes no meio ou no fim de uma frase. Outros pacientes, por sua vez, apresentam significativa redução da velocidade da fala.

Embora a medicação antiparkinsoniana possa reverter algumas dessas dificuldades, a terapia de voz resulta em evidente benefício e deve ser estimulada.

Sialorréia

Ao contrário do que antes se imaginava, esse sintoma não decorre de aumento de produção de saliva (embora em alguns pacientes isso possa ocorrer), mas de maior dificuldade em degluti-la. Em condições normais, engole-se saliva automaticamente à medida que ela vai sendo produzida. Na doença de Parkinson, esse comportamento motor automático (assim como vários outros) deixa de ser realizado, o que leva a acúmulo de saliva, que pode escorrer pelo canto da boca. Medicações anticolinérgicas (que inibem a acetilcolina) costumam ser benéficas nesses casos.

Distúrbios respiratórios

Dificuldade para respirar ou falta de ar após pequenos esforços podem ser sinais de comprometimento cardíaco ou pulmonar. Entretanto, esses mesmos sintomas podem ocorrer como resultado de rigidez e/ou acinesia dos músculos da parede torácica que dificultam a expansão dos pulmões. Nesses casos, um ajuste da medicação antiparkinsoniana deve minimizar o problema.

Por outro lado, a própria levodopa pode causar movimentos anormais nos músculos respiratórios e causar desconforto semelhante, geralmente acompanhado de ruídos respiratórios. Esses sintomas são controlados com pequenas reduções nas doses de levodopa.

Dificuldades urinárias

Podem ocorrer disfunções urinárias como resultado da própria doença ou pela ação de alguns medicamentos. A parede da bexiga pode se tornar rígida e suas contrações são mais lentas. Medicamentos anticolinérgicos podem precipitar dificuldades urinárias ou agravar disfunções preexistentes.

Podem aparecer de várias formas: urgência urinária (necessidade imperiosa de urinar, muitas vezes sem tempo de chegar ao banheiro), freqüência aumentada de micções, esvaziamento incompleto da bexiga ou dificuldade em iniciar a micção. Patologias locais próprias de idade mais avançada, tais como aumento da próstata no sexo masculino e flacidez dos músculos pélvicos no sexo feminino, podem contribuir para agravar esses sintomas.

Tonturas

Sensação de cabeça vazia ou de tonturas vagas, em geral associada a escurecimento visual quando o paciente se levanta, podem ser sinais de queda de pressão arterial dependente da postura (a que se dá o nome de *hipotensão ortostática* ou *hipotensão postural*). Existem várias causas para o seu aparecimento e as principais são:

- efeito de medicamentos (levodopa, agonistas da dopamina, alguns antidepressivos, tranqüilizantes, anti-hipertensivos, diuréticos);

- desidratação (principalmente em pacientes mais idosos), diabetes e estados de desnutrição;
- doença cardíaca associada;
- ação da própria doença.

Embora a doença de Parkinson não cause hipotensão postural significativa, algumas formas mais complexas de parkinsonismo, como a doença de Shy-Drager (ver adiante), costumam evoluir com quedas acentuadas da pressão arterial.

O tratamento da hipotensão postural vai depender da(s) causa(s) específica(s) que for(em) diagnosticada(s). Se houver suspeita de que determinado medicamento possa ser a causa, sua dose deve ser reduzida ou o medicamento suspenso. A suplementação de sal na dieta e o uso de medicamentos específicos para evitar quedas importantes da pressão costumam dar bons resultados.

Dores e outras sensações anormais

A doença de Parkinson é uma afecção essencialmente motora. Entretanto, é comum o aparecimento de dores musculares em várias regiões do corpo. As áreas mais afetadas são os ombros, braços, membros inferiores e a região lombar. Muitas vezes, o sintoma que mais incomoda é uma sensação de fadiga muscular que piora em determinadas posições. A explicação mais comum leva em conta a ação do tremor e da rigidez que resultam em aumento da atividade muscular. Por outro lado, essas sensações dolorosas podem ocorrer mesmo quando os sintomas motores são mínimos — o que sugere a existência de outros mecanismos envolvidos. Em alguns casos, sensações dolorosas podem se manifestar meses antes do aparecimento dos primeiros sintomas.

Uma das formas mais conhecidas de sintomas dolorosos na doença de Parkinson são as cãibras. Cãibras nos pés ocorrem geralmente pela manhã (cãibras matinais) ou durante a noite (podendo acordar o paciente). Cãibras nos pés podem também aparecer durante o caminhar e dificultar a marcha, pois os músculos da panturrilha e dos pés entram em espasmo e curvam o pé em arco, com os artelhos em garra. Em alguns pacientes, cãibras nos pés durante o caminhar podem constituir os primeiros sintomas da doença. Mais raro é o aparecimento de cãibras em uma ou ambas as mãos, principalmente durante a realização de movimentos finos.

Alguns pacientes relatam dores musculares na região do ombro e do pescoço, ou mesmo dores de cabeça, relacionadas à rigidez da musculatura cervical. Mais comum é a queixa de dor lombar em pacientes que apresentam alterações posturais com flexão do tronco para a frente. São dores geralmente relacionadas à posição, uma vez que melhoram quando o paciente procura assumir postura mais ereta e tendem a piorar enquanto sentado.

Além das dores musculares descritas, outras sensações desagradáveis podem ocorrer. Sensações de frio em uma ou mais extremidades podem ser muito incômodas. Acometem geralmente os pés ou as mãos, mas podem ser internas – geralmente associadas ao trato gastrintestinal. Mais comum é a sensação de calor ou queimação em uma ou mais extremidades, ou mesmo referidas como sendo no esôfago ou estômago. As sensações térmicas anormais são variáveis em um mesmo paciente e podem desaparecer por longos períodos de tempo. Geralmente são mais intensas nos períodos em que os sintomas motores também estão piores.

Os mecanismos envolvidos na produção de dor e sensações térmicas anormais em pacientes parkinsonianos não são totalmente conhecidos. De modo geral não há necessidade de medicação analgésica. Quando relacionadas a flutuações motoras, podem responder ao ajuste da medicação antiparkinsoniana. Dores musculares relacionadas a alterações da postura melhoram com fisioterapia e reeducação postural. Cãibras matinais nos pés podem ser controladas com o uso de levodopa de liberação lenta ou com injeções locais de toxina botulínica.

As possíveis causas

Quando os primeiros sintomas aparecem, calcula-se que pelo menos 50% das células da substância negra tenham sido perdidas. Esses neurônios produzem uma substância química denominada dopamina. A dopamina é um mensageiro químico que transmite sinais que facilitam a atividade dos circuitos motores. A sua perda resulta em funcionamento inadequado desses circuitos, e o paciente torna-se incapaz de realizar movimentos de modo natural e com a rapidez necessária.

O motivo pelo qual neurônios da substância negra degeneram e morrem ainda não foi totalmente esclarecido. Os cientistas costumam considerar duas hipóteses principais: a ambiental e a genética.

Hipótese ambiental

Essa hipótese tomou impulso a partir da década de 1980, quando começaram a surgir nos Estados Unidos vários casos de parkinsonismo em adultos jovens usuários de certo tipo de heroína sintética. Pouco tempo depois, descobriu-se que essa droga continha uma substância chamada metil-fenil-tetrahidropiridina (MPTP) que pode ser muito tóxica para a célula que produz dopamina. O MPTP em si não é tóxico, mas, ao entrar na célula, sofre a ação da enzima monoamino-oxidase B (MAO-B) e transforma-se em MPP+, que, por sua vez, destrói a mitocôndria, é a estrutura da célula responsável pela produção de energia. A partir dessas descobertas, vários pesquisadores iniciaram estudos que fossem capazes de identificar alguma substância existente na natureza cuja exposição pudesse produzir as alterações verificadas na doença de Parkinson. Alguns sugeriram que, em algumas populações, a vida rural, a exposição a inseticidas e herbicidas e o uso de água de poço poderiam estar relacionados ao desenvolvimento da doença. Entretanto, estudos mais recentes não conseguiram confirmar essas relações, e nenhum resultado definitivo foi apresentado até o momento.

Hipótese genética

A hipótese ambiental não consegue explicar por que apenas 0,1% da população geral desenvolve a doença por toda a vida. Essa constatação e o reconhecimento crescente da existência de famílias que apresentam vários casos de doença de Parkinson em gerações sucessivas levaram muitos pesquisadores a sugerir que exista um fator genético que as torne propensas a desenvolver a doença.

Cerca de 25% dos pacientes têm pelo menos um parente de primeiro grau com doença de Parkinson. A maioria dos pacientes não tem conhecimento de outros parentes afetados e são considerados como casos esporádicos. Entretanto, muitos casos familiares devem passar despercebidos por várias razões. Em primeiro lugar, trata-se de uma condição que se inicia tardiamente na vida: pelo menos metade dos pacientes inicia a doença após os 75 anos, o que faz sugerir que vários membros da família já falecidos poderiam ter desenvolvido a doença se tivessem vivido por mais alguns anos. Outra razão está relacionada à existência de parentes já falecidos há algum tempo que apresentavam "tremores", uma postura fletida ou marcha com passos curtos, mas sem nunca terem tido um diagnóstico preciso de sua afecção. É provável que muitos desses casos fossem hoje diagnosticados como doença de Parkinson. Em estudo que considerou apenas os pacientes que tinham real conhecimento de todos os seus parentes de primeiro grau (incluindo-se aí irmãos, tios, avós), a proporção de casos familiares subiu para 50%.

À medida que a hipótese genética se fortalece, várias questões devem ser respondidas:

- Qual a chance de que outros membros da família sejam afetados?
- Em que idade isso poderia ocorrer?
- Pode-se identificar as pessoas com maior chance de contrair a doença?
- Há alguma maneira de prevenir seu aparecimento?

A maioria dessas questões não pode ainda ser respondida de forma objetiva. Não há métodos fáceis para identificar pessoas de risco, embora estudos recentes com PET scan, um método de avaliação metabólica cerebral que utiliza isótopos radioativos de baixíssima meia-vida e disponível em poucos centros no mundo, têm avançado nesse objetivo. Além disso, a despeito de inúmeros estudos nessa última década, ainda não foi possível a obtenção de meios para a prevenção da doença. Por outro lado, é possível estimar-se o risco relativo de parentes de determinado indivíduo portador da doença. Estudos realizados há alguns anos concluíram que a chance de qualquer pessoa desenvolver doença de Parkinson durante toda a vida é de 2,5%; por sua vez, a chance de um indivíduo que tem um parente de primeiro grau afetado é estimada em 10-15%, ou seja, é quatro a seis vezes maior.

A transmissão dos traços hereditários é feita a partir dos cromossomos que contêm os genes. Os seres humanos têm 23 pares de cromossomos no núcleo de todas as células. Cada par origina-se de cada um dos pais. Vinte e dois pares são chamados autossomos, e o par restante é constituído pelos cromossomos sexuais: mulheres têm dois cromossomos X, e homens têm um cromossomo X e um Y (este sempre se origina do pai). Como a doença de Parkinson afeta aproximadamente o mesmo número de homens e mulheres, os cromossomos sexuais não estão envolvidos (transmissão *autossômica*). Diz-se que uma transmissão é *dominante* quando apenas uma cópia do gene é suficiente para determinar certo traço; transmissão *recessiva* significa que as duas cópias (originadas de ambos os pais) são necessárias para determinar certa característica.

Os primeiros casos estudados de parkinsonismo familiar indicaram a existência de padrão *autossômico dominante*, como na família de Contursi. Essa família, constituída por centenas de membros, teve seus antepassados traçados em retrospecto até um ancestral comum que viveu no século XVIII na pequena vila de Contursi, no Sul da Itália. Vários membros dessa família migraram para os Estados Unidos no início do século XX. No total, 61 indivíduos têm doença de Parkinson. Desses, cerca de metade vive atualmente nos Estados Unidos, e o restante permanece na Itália. A doença manifesta-se mais cedo (ao redor dos 40 anos) e tem evolução mais rápida (cerca de nove anos). Recentemente, o gene responsável foi localizado no cromossomo 4 (q21-23). Esse gene é responsável pela produção de uma proteína conhecida como *alfa-sinucleína*. Embora já se saiba que a alfa-sinucleína seja uma proteína encontrada em várias regiões do sistema nervoso, seu papel não é bem conhecido. Tampouco se conhece o mecanismo pelo qual a alfa-sinucleína defeituosa leva à degeneração celular, mas é possível que seu papel seja o de tornar os neurônios da substância negra mais vulneráveis a algum evento tóxico.

Nos últimos dois anos, uma nova forma de transmissão genética foi descoberta em vários casos de parkinsonismo juvenil. A doença costuma se manifestar em torno dos 20 anos e tem evolução lenta. O gene envolvido foi chamado de gene *parkin* e foi mapeado no cromossomo 6 (q25.2-27). O padrão de herança é autossômico recessivo, isto é, são necessárias duas cópias do gene para que a doença se manifeste. Como cada cópia vem de um dos pais, a chance de que ambos venham a ter pelo menos uma cópia desse gene é maior quando pertencem à mesma família, pois esse gene é raro na população geral. De fato, na maioria das doenças determinadas por genes recessivos, é freqüente a consangüinidade dos pais que, por sua vez, não têm a doença, visto que são necessárias duas cópias do gene para que uma doença recessiva se manifeste.

Mesmo considerando-se que a maior parte dos casos seja "esporádica", a identificação dos genes envolvidos nos casos familiares é fundamental para a identificação do papel de cada uma dessas proteínas produzidas pelo gene anormal. Tal conhecimento deverá contribuir, em futuro próximo, para a elucidação dos mecanismos que causam a degeneração neuronal.

Mecanismos de lesão neuronal

Qualquer que seja a causa primária da doença de Parkinson, sabe-se que ela ocorre quando há perda de pelo menos 50% das células da substância negra, o que corresponderia à perda de 80% da dopamina que chega ao estriado. Quando analisados ao microscópio, os cortes de substância negra apresentam poucos neurônios remanescentes e a presença característica de inclusões citoplasmáticas conhecidas por corpos de Lewy. Os mecanismos envolvidos no processo de morte celular estão longe de ser elucidados. Evidências recentes sugerem a existência de defeitos no metabolismo dos neurônios da substância negra que poderiam desencadear o processo degenerativo. Tais defeitos, como já discutido, poderiam ter origem em determinantes genéticos ou ambientais. As principais teorias atualmente aceitas como envolvidas nos mecanismos de lesão são descritas a seguir:

Teoria do estresse oxidativo

Segundo essa teoria, moléculas instáveis denominadas radicais livres reagem com outras moléculas causando oxidação. Esse processo bioquímico é nocivo a diversos elementos da célula (incluindo a mitocôndria e a membrana celular) e pode levar à morte dessas células. Os *radicais livres* são produzidos no curso de reações químicas normais do organismo. Sabe-se há algum tempo que o processo normal de síntese e metabolismo de dopamina produz quantidade considerável de radicais livres. Em condições normais, o organismo livra-se dessas moléculas indesejáveis mediante mecanismos eficientes de remoção. Por algum motivo, na doença de Parkinson, parece haver acúmulo de radicais livres na substância negra. Tal acúmulo poderia desencadear ou, pelo menos, agravar o processo degenerativo.

Deficiência da mitocôndria

Mitocôndrias são organelas celulares responsáveis pela produção de energia. Existem evidências de que mitocôndrias da substância negra (mas também de plaquetas e fibroblastos) funcionem de maneira anormal na doença de Parkinson. O motivo desse funcionamento anormal poderia ser primário (determinado geneticamente?) ou secundário a outros eventos como agressão por radicais livres ou por alguma toxina ambiental. A esse respeito, vale lembrar que pelo menos uma toxina relacionada à produção de parkinsonismo, o MPTP, é tóxica à mitocôndria.

Teoria da excitotoxicidade

A comunicação entre células cerebrais realiza-se por intermédio de mensageiros químicos conhecidos como neurotransmissores. De modo simplificado, existem duas classes de neurotransmissores: excitatórios (como o glutamato) e inibitórios (como o GABA). Outros podem ser excitatórios ou inibitórios, dependendo do tipo de receptor que vai responder ao estímulo. A dopamina tem essas características mistas, como será discutido adiante.

Em determinadas situações, pode haver atividade aumentada de vias excitatórias. Como resultado desse bombardeio, ocorre aumento da quantidade de cálcio dentro da célula — o que pode resultar no desencadeamento de processos bioquímicos que levam à morte celular.

Essa série de fenômenos, conhecidos por *excitotoxicidade*, não parece constituir o evento primário responsável pela morte celular na doença de Parkinson, mas existem evidências de que pode surgir posteriormente, contribuindo para amplificar e perpetuar o processo degenerativo.

É provável que a doença de Parkinson seja determinada pela combinação dos vários processos descritos, ou de outros ainda não revelados, e que a contribuição de cada um possa variar de um para outro.

Os gânglios da base e a função da dopamina

A importância da dopamina na doença de Parkinson reside no papel que esse neurotransmissor desempenha no funcionamento dos gânglios da base. Os gânglios (ou núcleos) da base são constituídos por estruturas cerebrais de importância em funções motoras complexas e no planejamento de estratégias motoras. Os principais constituintes dos gânglios da base são: estriado (caudado e putâmen), globo pálido externo e interno (GPe, GPi), núcleo subtalâmico e substância negra. Essas estruturas formam conexões complexas mostradas de forma simplificada na Figura 1 (ver p. 35).

O estriado recebe informações de várias áreas do cérebro, inclusive do córtex cerebral. O estriado e o GPi comunicam-se por uma via direta e outra indireta. Esta última comporta duas estações intermediárias: GPe e núcleo subtalâmico.

O GPi é a via de saída principal e transmite informações para o tálamo que, por sua vez, as repassa para áreas motoras do córtex cerebral, fechando o circuito.

Quando a via direta é ativada pela projeção córtico-estriatal, que é inibitória, ocorre uma pausa no GPi que, por sua vez, libera o tálamo que excita o córtex cerebral. Ao mesmo tempo, a ativação da via indireta inibe o GPe e excita o GPi, o que resulta em inibição do tálamo e, conseqüentemente, da projeção tálamo-cortical. Dessa forma os dois sistemas, direto e indireto, apresentam efeitos antagônicos nas células-alvo do tálamo: o direto facilitando o movimento e o indireto suprimindo movimentos involuntários indesejados.

A dopamina influencia o funcionamento desse circuito facilitando a via direta e inibindo a indireta. Como na doença de Parkinson ocorre deficiência desse neurotransmissor, a direta (que normalmente facilita o movimento) está inibida e a via indireta (normalmente inibitória) encontra-se ativada. O resultado desse desequilíbrio manifesta-se clinicamente na dificuldade em iniciar movimentos (acinesia), lentidão na execução dos movimentos (bradicinesia), incapacidade de executar movimentos automáticos, dificuldade na realização de seqüências motoras complexas, entre outras manifestações (ver fig. 2, p. 35).

Além da dopamina, outros neurotransmissores têm papel fundamental no funcionamento desse circuito, como o ácido gama-aminobutírico (GABA), acetilcolina, substância P, encefalina, glutamato, entre outros. Os níveis de acetilcolina não se alteram na doença de Parkinson, mas como a dopamina tem efeito inibitório em neurônios do estriado ricos em acetilcolina, sua falta resulta em hiperatividade relativa dessas células colinérgicas.

Doença de Parkinson e parkinsonismo

Doença de Parkinson e parkinsonismo *não* são sinônimos. Parkinsonismo é um termo genérico que designa uma série de doenças com causas diferentes, as quais têm em comum a presença de sintomas parkinsonianos (ou seja, aqueles sintomas encontrados na doença de Parkinson).

A doença de Parkinson é uma das muitas formas de parkinsonismo e também a mais freqüente. Ela corresponde a cerca de 75% de todas as formas de parkinsonismo. Como não se conhece a causa da doença de Parkinson, ela é também chamada de parkinsonismo primário.

As outras formas de parkinsonismo são: parkinsonismo secundário, parkinsonismo-plus e parkinsonismo associado a outras condições. A tabela 1, a seguir, apresenta uma classificação resumida das principais síndromes parkinsonianas:

Tabela 1 Classificação das síndromes parkinsonianas

Parkinsonismo primário	• doença de Parkinson	
Parkinsonismo secundário	• pós-encefalítico • medicamentoso • arteriosclerótico • tóxico	
Parkinsonismo-plus	• atrofias de múltiplos sistemas	*atrofia olivo-ponto-cerebelar* *degeneração estriatonigral* *Síndrome de Shy-Drager*
	• paralisia supranuclear progressiva • degeneração córtico-basal	
Parkinsonismo associado a outras doenças degenerativas	• doença de Huntington • doença de Hallervorden-Spatz • distonia • doença de Wilson	

Parkinsonismo secundário: são condições em que uma causa específica pode ser identificada. As principais causas são:

Parkinsonismo pós-encefalítico: no início da década de 1920, uma epidemia de encefalite viral, denominada encefalite letárgica, acometeu milhões de pessoas em todo o mundo até desaparecer antes do final daquela década. Cerca de um terço dos pacientes morreu na fase aguda. Muitos dos sobreviventes desenvolveram, após meses e anos, sintomas de parkinsonismo. O parkinsonismo pós-encefalítico era semelhante à doença de Parkinson, contudo diferia desta por originar menos tremor e mais rigidez e acinesia e por produzir movimentos involuntários na cabeça e olhos, conhecidos como "crises oculógiras". Na época da Segunda Guerra Mundial, cerca de metade de todos os pacientes com parkinsonismo havia contraído a encefalite letárgica anos antes. Depois daquela epidemia, novos casos de parkinsonismo pós-encefalítico praticamente desapareceram em gerações nascidas posteriormente àquela época. Nos dias de hoje, encefalites produzidas por outros vírus podem, esporadicamente, causar parkinsonismo.

Parkinsonismo medicamentoso: uma forma reversível de parkinsonismo pode ser produzida pelo uso de algumas medicações usadas em psiquiatria (haloperidol, clorpromazina e outras), contra vômitos (metoclopramida) e contra vertigens (flunarizina), entre outras. A retirada ou a redução da dosagem leva à melhora dos sintomas. Entretanto, o desaparecimento completo dos sintomas pode levar muitos meses para ocorrer. A Tabela 2 mostra a relação dos medicamentos que podem piorar a doença e devem ser evitados.

Parkinsonismo arteriosclerótico: é mais comum em pacientes hipertensos ou naqueles que apresentam outros fatores de risco para doença vascular. Ele resulta da oclusão de pequenos vasos cerebrais profundos que irrigam os núcleos da base. Com o tempo, múltiplos pequenos focos de isquemia nessa região produzem parkinsonismo. Como, na maioria das vezes, os vasos afetados não se restringem a essa região, é comum o aparecimento de outras manifestações neurológicas, como fraqueza muscular e demência. O tremor é raro nessa forma de parkinsonismo, e muitas vezes só os membros inferiores estão acometidos. Medicamentos antiparkinsonianos são menos eficazes nessa forma de parkinsonismo.

Parkinsonismo tóxico: algumas substâncias tóxicas, como o monóxido de carbono e o manganês, podem produzir parkinsonismo. O parkinsonismo produzido pelo MPTP é irreversível e muito semelhante à doença de Parkinson. Por outro lado, a descoberta do MPTP tornou possível a obtenção de modelos experimentais de grande utilidade para a compreensão das causas que levam à doença de Parkinson.

Tabela 2 Medicamentos que podem causar ou agravar o parkinsonismo

Nome Genérico	*Nome Comercial®*
Tranqüilizantes maiores (neurolépticos)	
Haloperidol	Haldol
Clorpromazina	Amplictil
Flufenazina	Anatensol, Flufenan
Pimozida Anatensol,	Ora p
Levomepromazina	Neozine
Propericiazina	Neuleptil
Sulpirida	Equilid, Dogmatil, Sulpan
Tiaprida	Tiapridal
Antidepressivos	
Lítio	Carbolitium
Tranilcipromina	Parnate, Stelapar
Fluoxetina	Prozac, Eufor, Verotina
Paroxetina	Aropax
Antináuseas e antivertiginosos	
Flunarizina	Vertix, Flunarin, Vertizine, Sibelium
Cinarizina	Sugeron, Antigeron, Exit, Sureptil
Metoclopramida	Plasil, Sintozima, Digeplus, Cefalium
Bromoprida	Digesan, Plamet
Anti-hipertensivos	
Metildopa	Aldomet
Reserpina	Serpasol

Parkinsonismo-plus: são formas mais incapacitantes de parkinsonismo, pois o processo degenerativo não se restringe à substância negra e acomete outras regiões do cérebro. A progressão costuma ser mais rápida, e as medicações antiparkinsonianas não são tão eficazes como na doença de Parkinson. As formas mais conhecidas são:

Degeneração estriatonigral: manifesta-se por parkinsonismo, alteração precoce da marcha e postura e estridor laríngeo. O tremor não é muito evidente, e os sintomas predominantes são rigidez e acinesia. O diagnóstico de certeza só pode ser feito por exame anátomo-patológico após a morte.

Atrofia olivo-ponto-cerebelar: além de parkinsonismo, ocorrem alterações do equilíbrio, marcha e incoordenação motora (ataxia) em virtude da degeneração de conexões do cerebelo. Não costuma haver rigidez muscular, e o tremor predominante pode ser do tipo postural e não de repouso.

Síndrome de Shy-Drager: nessa forma, predominam sintomas de falência do sistema nervoso autônomo. As principais manifestações além do parkinsonismo são: hipotensão postural (queda da pressão arterial que pode resultar em tonturas e até perda de consciência ao levantar-se), distúrbios do trânsito intestinal, distúrbios urinários e impotência sexual.

A síndrome de Shy-Drager, a atrofia olivo-ponto-cerebelar e a degeneração estriatonigral são entidades relacionadas e conhecidas como *atrofias de múltiplos sistemas*.

Paralisia supranuclear progressiva: a rigidez é mais intensa na musculatura axial (pescoço e tronco). Ocorre paralisia dos movimentos oculares para baixo e sinais de comprometimento do lobo frontal (dificuldade em alternar movimentos em seqüência, perda de inibição motora, apatia e comprometimento intelectual).

Degeneração córtico-basal: além de sintomas parkinsonianos, ocorrem abalos musculares rápidos (mioclonias), contrações mais lentas (distonias), dificuldades de linguagem, alterações intelectuais e o fenômeno da "mão alienígena", em que um dos membros superiores parece criar vida própria e realiza movimentos independentemente da vontade ou mesmo da consciência do indivíduo. Muitas vezes, o paciente pode ter a sensação de que aquele membro parece pertencer a outra pessoa e não a ele mesmo.

Parkinsonismo associado a outras doenças degenerativas: algumas doenças degenerativas podem evoluir com sinais de parkinsonismo. O diagnóstico é feito a partir de sinais e sintomas próprios a cada uma dessas condições:

Doença de Huntington: é uma condição transmitida hereditariamente que se manifesta, em geral, depois dos 40 anos. Os sintomas principais são coréia e demência. O curso é progressivo e leva a estágios importantes de incapacidade. Quando ocorrem na infância podem se manifestar como uma síndrome rígido-acinética semelhante ao parkinsonismo.

Doença de Hallervorden-Spatz: é rara, também familiar e ocorre na infância. Está relacionada com depósitos anormais de ferro em certas regiões do cérebro.

Distonia: é uma síndrome de contrações musculares mantidas. Algumas formas hereditárias de ocorrência na infância cursam com parkinsonismo e respondem à levodopa e são chamadas *distonias responsivas à levodopa.*

Doença de Wilson: é uma afecção familiar com transmissão recessiva. Está relacionada ao acúmulo de cobre em várias regiões do cérebro e no fígado, mas outros órgãos podem também estar comprometidos. Os sintomas iniciam-se ainda na infância ou em adultos jovens e sua detecção precoce é fundamental, uma vez que o tratamento adequado impede maior dano ao cérebro.

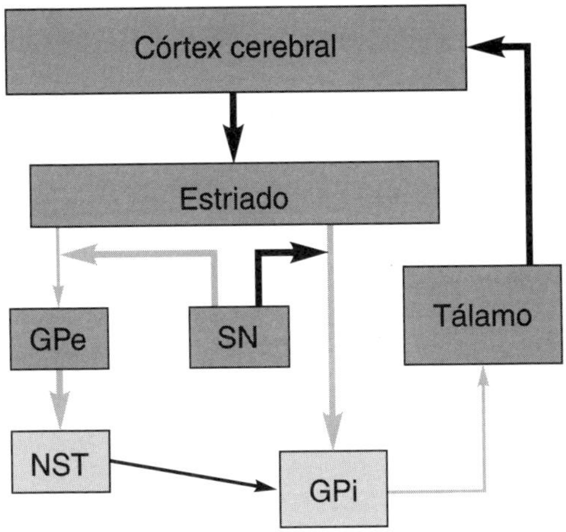

Figura 1 Circuito dos gânglios da base – atividade normal

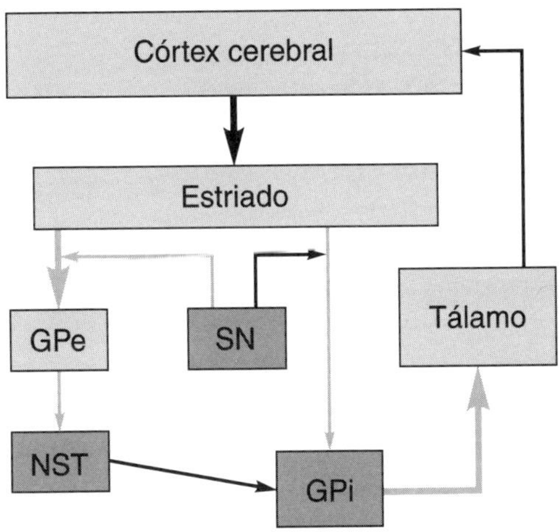

Figura 2 Circuito dos gânglios da base – situação na doença de Parkinson

SN — substância negra
GPe — globo pálido externo
GPi — globo pálido interno
NST — núcleo subtalâmico

Linhas grossas: atividade aumentada
Linhas finas: atividade diminuída
preto: vias excitatórias
cinza: vias inibitórias

2

Tratamento medicamentoso e cirúrgico

João Carlos Papaterra Limongi

Tratamento clínico

Embora, até o presente, não exista cura para a doença de Parkinson, estão disponíveis alguns medicamentos capazes de melhorar significativamente a maioria dos sintomas. A escolha do(s) medicamento(s) vai depender das condições de cada paciente: idade, sintomas predominantes e estágio da doença são alguns dos fatores que o médico deve levar em conta na hora de planejar o tratamento.

A tabela a seguir mostra os principais medicamentos utilizados em nosso meio.

Medicamentos antiparkinsonianos

Nome Genérico	*Nome Comercial®*
Precursora da dopamina	
Levodopa	Sinemet, Cronomet, Prolopa, Prolopa HBS, Levocarb
Agonistas da dopamina	
Bromocriptina	Parlodel, Bagren
Pergolida	Celance
Lisurida	Dopergin
Pramipexol	Mirapex, Sifrol
Ropinerol	Requip

Inibidor da MAO-B

Selegilina	Niar, Deprilan, Eldepril, Jumexil

Inibidores da COMT

Tolcapone	Tasmar
Entacapone	Comtan

Estimula liberação de dopamina? Inibe receptor excitatório

Amandantina	Mantidan

Anticolinérgicos

Biperideno	Akineton
Trihexifenidila	Artane

MAO-B = monoamino-oxidase-B COMT = catecol-O-metil-transferase

Levodopa

A levodopa é a droga mais eficaz no alívio dos sintomas parkinsonianos, mas nem sempre ela deve ser administrada no início da doença. Nessa fase, a maioria dos especialistas prefere iniciar o tratamento com medicamentos menos potentes e reservar a levodopa para as fases mais avançadas. A levodopa é um aminoácido cujo nome químico é 3,4- dihidroxi-fenilalanina. É uma substância precursora da dopamina, pois quando sofre a ação da enzima dopa-descarboxilase dá origem à dopamina. Portanto, a administração de levodopa aumenta os níveis de dopamina no cérebro.

A levodopa é rapidamente absorvida na porção proximal do intestino delgado. Alguns fatores, como a redução da motilidade do estômago e a ingestão de alimentos ricos em proteínas próxima do horário da tomada da medicação, podem retardar ou mesmo reduzir a absorção da levodopa. Parte da levodopa é metabolizada em dopamina antes de conseguir atingir o cérebro. A enzima responsável por essa transformação é a dopa-descarboxilase. Por esse motivo, a levodopa é sempre administrada em conjunto com uma substância que inibe a dopa-descarboxilase. Os medicamentos à base de levodopa disponíveis no mercado já vêm associados a um inibidor da dopa-descarboxilase. Existem dois inibidores utilizados clinicamente: carbidopa e benserazida.

Em geral, após 20 a 30 minutos da tomada da medicação, o efeito terapêutico começa a aparecer. Como já discutido, alguns fatores, como a dieta, podem retardar o início do efeito. A duração do efeito de cada dose também é variável e depende, entre outros fatores, do estágio da doença. Nas fases iniciais, quando ainda existem células cerebrais capazes de funcionar como "depósitos" e armazenar a dopamina produzida pela levodopa, cada dose pode ser eficaz durante mais de seis horas, de modo que duas a três ingestões por dia podem ser suficientes para o controle dos sintomas.

Nos primeiros quatro ou cinco anos de tratamento com levodopa, os sintomas podem ser bem controlados com relativa facilidade. Após esse período, muitos pacientes começam a experimentar complicações do tratamento. À medida que a doença progride, e mais células cerebrais degeneram, o cérebro perde a capacidade de armazenamento de dopamina e a duração do seu efeito torna-se progressivamente menor. Observa-se então o fenômeno de "deterioração do fim da dose", em que os sintomas voltam a aparecer antes da próxima ingestão do medicamento. Quando isso ocorre, o médico geralmente reduz o intervalo entre as doses, de modo a adequar o paciente a essa nova situação. A duração do benefício vai sendo encurtada progressivamente ao longo do tempo, ocasião em que outras drogas devem ser utilizadas para potencializar a ação da levodopa.

Outra complicação da levodopa é representada pelo aparecimento de *discinesias*. São movimentos involuntários anormais de natureza contínua, em forma de dança, que podem acometer os membros, o tronco ou a face e lembram os movimentos da coréia. Podem ocorrer em várias situações. A mais fácil de ser corrigida é a que ocorre quando a levodopa é utilizada em excesso, o que resulta em estimulação excessiva dos receptores de dopamina. Nesses casos, a simples redução da dose é suficiente para resolver o problema. Entretanto, na maioria das vezes, a situação é mais complexa, pois as discinesias resultam de alterações na maneira como os receptores respondem à dopamina e sua resolução vai depender de ajustes mais complexos que envolvem reorganização das tomadas diárias e associação com outros medicamentos. Essa fase do tratamento costuma ser crítica, e o contato com o neurologista deve ser constante, pois ajustes freqüentes podem ser necessários.

Distúrbios psiquiátricos, como as alucinações, podem ocorrer, principalmente quando doses mais altas são utilizadas. As alucinações são quase sempre visuais, como a percepção visual de pessoas estranhas, ou de pessoas já falecidas dentro de casa. São também comuns os delírios, que são idéias ou crenças falsas e sem qualquer embasamento lógico, mas que são interpretadas como verdadeiras. Exemplo comum de delírio em pacientes que fazem uso de medicação antiparkinsoniana são os chamados delírios persecutórios (ou de perseguição), em que ocorre a percepção ilógica de que alguém, em geral conhecido ou familiar, esteja conspirando contra sua pessoa. Em alguns casos, a simples redução da medicação antiparkinsoniana pode eliminar esses sintomas. Outras vezes, entretanto, torna-se necessário o emprego de medicação antipsicótica específica.

Náuseas e vômitos podem ocorrer no início do tratamento, porém podem ser evitados com o uso de doses pequenas no início e com aumento gradual. Outras vezes, o uso de um antiemético como o domperidone pode ser necessário.

Os medicamentos que contêm levodopa disponíveis no mercado são: Prolopa (levodopa 200 mg e benserazida 50 mg), Prolopa HBS (levodopa 100 mg e benserazida 25 mg, cápsula de liberação lenta), Sinemet, Levocarb (levodopa 250 mg e carbidopa 25 mg) e Cronomet (levodopa 200 mg e carbidopa 50 mg, comprimido de liberação lenta).

Agonistas da dopamina

São substâncias que têm ação semelhante à dopamina. Diferem da levodopa por não necessitarem de transformação enzimática para ser ativas. Por outro lado, como são substâncias que apenas mimetizam a ação da dopamina, seu efeito antiparkinsoniano não é tão potente.

O efeito farmacológico dos agonistas tem como base sua ação nos chamados receptores da dopamina. Esses receptores, localizados nas células do estriado, são diretamente influenciados pela dopamina que normalmente é produzida na substância negra. Quando ativados por um agonista, esses receptores respondem de maneira semelhante à dopamina, de modo que a função motora possa ser restabelecida a partir desse modo alternativo de estimulação. Existem duas famílias de receptores da dopamina, D1 e D2. A família D1 compreende os subtipos D1 e D5, enquanto a família D2 compreende os subtipos D2, D3 e D4. Os subtipos mais importantes para a atividade motora são: D1, D2 e possivelmente D3. Os subtipos D3 e D4 parecem estar relacionados ao controle do humor e outras funções cognitivas, enquanto o D5 parece ter outras funções.

Os primeiros agonistas utilizados foram os derivados do ergot (derivados do esporão do centeio). Os principais são: bromocriptina (Parlodel, Bagren), pergolida (Celance), lisurida (Dopergin) e cabergolina (não disponível no mercado em nosso meio).

Mais recentemente, foram lançados agonistas não derivados do ergot como o pramipexol (Mirapex, Sifrol) e o ropinerol (Requip). As vantagens dessas drogas em relação aos derivados do ergot incluem maior eficácia antiparkinsoniana, melhor adaptação no início do tratamento (menor incidência de náuseas e vômitos) e ausência de efeitos colaterais relacionados ao ergot (isquemia de extremidades e fibrose intersticial, entre outras).

Inibidores da MAO-B

A enzima monoamino-oxidase-B (MAO-B) ocorre principalmente no cérebro e age na transformação da dopamina em seu metabólito, o ácido homovanílico. É, portanto, uma das enzimas responsáveis pela remoção natural da dopamina depois de ter sido utilizada pelo seu receptor. Drogas inibidoras da MAO-B, como a selegilina, atuam reduzindo a velocidade de remoção da dopamina, aumentando seu tempo de vida útil e elevando os níveis de dopamina. O efeito sintomático obtido com a selegilina é discreto, mas, muitas vezes, suficiente para o controle dos sintomas iniciais da doença. Quando administrado em conjunto com a levodopa, pode potencializar sua eficácia pois aumenta a duração do efeito antiparkinsoniano. Deve ser administrada na primeira parte do dia em uma ou duas ingestões. Quando administradas à noite, podem causar insônia.

Durante alguns anos, levou-se seriamente em consideração a hipótese de que a selegilina poderia agir como neuroprotetor, prevenindo ou ao menos retardando a progressão da doença. Essa idéia surgiu do conhecimento de que o metabolismo da dopamina produzia radicais livres. Como conseqüência, a redução desse metabolismo induzida pela selegilina poderia contribuir para menor produção desses radicais livres. Entretanto, estudos detalhados envolvendo centenas de pacientes durante quase uma década não conseguiram provar essa hipótese.

Inibidores da COMT

Outra enzima importante no metabolismo da dopamina é a catecol-O-metil-transferase (COMT). Ela ocorre tanto no cérebro quanto fora dele e é responsável, junto com a MAO-B, pela metabolização de dopamina. Entretanto, essa enzima atua também sobre a levodopa, transformando-a em 3-O-metildopa, uma substância sem efeito terapêutico. Dessa forma, parte da levodopa é perdida, pois somente a porção restante vai entrar no cérebro e ser transformada em dopamina. Medicamentos que inibem a COMT, como o tolcapone (Tasmar®) e o entacapone (Comtan®) são utilizados para aumentar a eficácia da levodopa nos pacientes que apresentam oscilações importantes do efeito terapêutico. Existem algumas diferenças entre as duas drogas disponíveis. Enquanto o tolcapone atua tanto fora como dentro do cérebro, o entacapone atua apenas fora do cérebro. Tal diferença não implicaria por si só a determinação da eficácia de cada uma dessas drogas, uma vez que o passo realmente importante a ser inibido situa-se fora do cérebro. Entretanto, as observações até o presente sugerem eficácia ligeiramente menor do entacapone.

Por outro lado, o relato de três casos de hepatite fulminante e fatal após o uso de tolcapone tornou seu uso menos disseminado e reservado apenas a situações específicas. Outros efeitos colaterais dessa classe de medicamentos relacionam-se ao aumento da atividade da dopamina (aumento de discinesias, alucinações e queda da pressão arterial), de modo que seu uso deve ser sempre acompanhado de redução da dose de levodopa. Diarréia tem sido observada em pequena porcentagem de pacientes que utilizam essas drogas por alguns meses, obrigando, quase sempre, à retirada do medicamento.

Amantadina

Originalmente uma droga antiviral, ela teve sua ação antiparkinsoniana descoberta por acaso. Apresenta ação apenas moderada e tem sido ainda hoje bastante utilizada nas fases iniciais da doença. Seu perfil farmacológico é curioso: considerada durante muitos anos apenas possuidora de leve ação anticolinérgica e dopaminérgica, sabe-se hoje que a amantadina (Mantidan®) atua também como antagonista de receptores excitatórios. Tais receptores existem normalmente em várias regiões do cérebro, incluindo os gânglios da base, e respondem a determinados neurotransmissores excitatórios, como o glutamato. Em determinadas situações, essa transmissão excitatória torna-se exagerada, podendo levar a dano celular em um processo denominado *excitotoxicidade*. O uso da amantadina ampliou-se nos últimos anos como adjuvante nos casos de flutuações motoras importantes, e há quem defenda a possibilidade de que ela possa atuar como droga neuroprotetora.

Efeitos colaterais da amantadina incluem alterações vasculares periféricas na forma de manchas cutâneas nas pernas (livedo reticular), inchaço nas pernas, secura da boca, obstipação intestinal, confusão mental e alucinações.

Anticolinérgicos

São substâncias que inibem a ação da acetilcolina. Foram os primeiros medicamentos utilizados no tratamento da doença de Parkinson. Drogas anticolinérgicas atuam como antiparkinsonianas ao restabelecer o equilíbrio entre acetilcolina e dopamina, que se encontra alterado nessa afecção. Eles têm ação apenas moderada e agem principalmente contra o tremor. Nem sempre são drogas bem toleradas, principalmente em pacientes idosos. Entretanto, podem ser uma boa opção em pacientes jovens nos quais se deseja adiar a introdução da levodopa e quando o tremor é o sintoma predominante.

As drogas disponíveis em nosso meio, o biperideno (Akineton®, Akineton-R®) e a trihexifenidila (Artane®) são equivalentes e podem ser toleradas de modo diverso em cada paciente.

Os efeitos colaterais podem ser periféricos e centrais (no cérebro). Os periféricos incluem boca seca, borramento visual, obstipação intestinal e dificuldade para iniciar a micção. Os efeitos centrais são mais freqüentes nos idosos e incluem sonolência, perda de memória, confusão e alucinações.

Tratamento cirúrgico

As primeiras tentativas de tratar a doença de Parkinson mediante cirurgia foram realizadas já na década de 1940, mas com sucesso bastante limitado. Nos anos 50, na Suécia, foram feitas as primeiras tentativas de palidotomia e, na década de 1960, a talamotomia chegou as ser um procedimento largamente utilizado. Na década de 1970, como conseqüência do surgimento da levodopa, as indicações cirúrgicas praticamente desapareceram. Na década de 1990, alguns desses procedimentos foram revistos e voltaram a ser considerados como opção terapêutica em determinados casos. Os três tipos de cirurgia realizados atualmente podem ser divididos em:

1. cirurgia ablativa (palidotomia, talamotomia);
2. estimulação cerebral profunda (marca-passo cerebral);
3. transplantes de células.

1. Cirurgia ablativa

O objetivo da cirurgia ablativa é destruir áreas específicas do cérebro alteradas pela doença. Como conseqüência da falta de dopamina, essas áreas podem produzir descargas elétricas anormais e interromper o fluxo de impulsos necessários para o funcionamento adequado de certos circuitos cerebrais. A destruição dessas áreas permite, assim, o retorno de uma função neurológica mais próxima do normal.

Para destruir determinada região, o cirurgião utiliza uma cânula que é introduzida no cérebro por meio de um pequeno orifício. Essa cânula tem sua ponta aquecida e é capaz de destruir por coagulação a área de onde se originam as descargas anormais. A cirurgia é realizada com o paciente acordado, pois é totalmente indolor. Somente a pele do couro cabeludo e a região do crânio onde é feito o orifício devem ser anestesiadas, pois o tecido cerebral não possui fibras sensíveis à dor e pode ser manipulado sem que o paciente tenha qualquer sensação desagradável.

A cirurgia ablativa não cura a doença de Parkinson, apenas alivia alguns sintomas. Os alvos atualmente utilizados são o globo pálido (palidotomia) e o tálamo (talamotomia). A palidotomia é mais eficaz para o controle da acinesia e das discinesias induzidas pela levodopa, enquanto a talamotomia melhora apenas o tremor.

2. Estimulação cerebral profunda

A estimulação cerebral é feita pelo implante de uma espécie de marca-passo em uma área cerebral que apresenta descargas anormais.

As regiões cerebrais mais comumente escolhidas como alvo são em geral as mesmas das cirurgias ablativas. Pela geração de uma contracorrente, há um bloqueio das descargas. Em rigor, portanto, o termo "estimulação" é incorreto, pois a área escolhida como alvo não é estimulada, mas sim bloqueada por um mecanismo reverso de contra-corrente. O que se obtém, portanto, é um efeito semelhante ao obtido por ablação ou destruição da mesma região. Além do tálamo e do globo pálido, o núcleo subtalâmico, uma estrutura situada logo abaixo do tálamo, tem sido utilizado como alvo para estimulação cerebral com resultados bastante animadores.

Cirurgia ablativa ou estimulação cerebral?

A escolha entre a cirurgia ablativa e a estimulação cerebral deve levar em consideração cada caso em particular, pois cada um dos procedimentos tem vantagens e desvantagens.

Vantagens da estimulação cerebral

1. A região-alvo é preservada, não destruída. Se necessário, o efeito pode ser revertido desligando-se o marca-passo.
2. Controle mais preciso dos sintomas pela graduação da intensidade de corrente.
3. Menor risco de hemorragia.

Desvantagens da estimulação cerebral

1. O eletrodo fica implantado no cérebro e pode estar sujeito a infecção.
2. Além do eletrodo, o paciente tem implantado um estimulador na pele sob o tórax que funciona com bateria. Essa bateria tem de ser substituída a cada quatro ou cinco anos, mediante pequena incisão cirúrgica.
3. O estimulador deve ser periodicamente reprogramado, dependendo dos sintomas. Esses procedimentos requerem certa proximidade do paciente com o centro médico, pois os ajustes, ao menos nos períodos iniciais, devem ser bastante freqüentes.

Tanto os procedimentos ablativos como os de estimulação cerebral possuem riscos inerentes a qualquer cirurgia. Os riscos são maiores em pacientes idosos, ou que apresentam outras afecções, como hipertensão arterial, sangramentos, propensão a tromboses, doenças cardíacas, convulsões, ou outras doenças debilitantes. Entretanto, nenhuma dessas condições constituem, por si só, contra-indicação absoluta para a cirurgia.

Os principais riscos são sangramento, isquemia e infecção. Como o cérebro é um tecido muito vascularizado, as hemorragias são eventos que devem ser sempre considerados. O sangramento pode ser pequeno, causando poucos sintomas ou, raramente, pode ser intenso com conseqüências mais graves. A cirurgia pode ser contra-indicada em pacientes com tendência a sangramento excessivo ou portadores de coagulopatias. O uso de aspirina ou outras medicações que interferem na coagulação deve ser suspenso dias antes da cirurgia.

Escolha do alvo cirúrgico

Embora a maior parte das fibras que saem do globo pálido projete-se para o tálamo, a cirurgia em cada uma dessas estruturas tem efeitos diferentes.

A talamotomia (assim como a estimulação talâmica) resulta em melhora do tremor do lado oposto ao da cirurgia, mas não tem efeito sobre a acinesia ou as discinesias. Tanto a talamotomia quanto a estimulação talâmica têm efeito sobre o tremor, mas, quando ocorre tremor durante o movimento associado ao tremor de repouso, a estimulação talâmica é considerada superior.

A palidotomia (assim como a estimulação do globo pálido) melhora a acinesia, o tremor e principalmente as discinesias induzidas pela levodopa. O globo pálido funciona normalmente como um "freio" ao movimento. Como já descrito neste capítulo, a deficiência de dopamina resulta em aumento da atividade do globo pálido e, como conseqüência, em menor quantidade de movimento. Dessa forma, a redução da atividade do globo pálido pela cirurgia tem como objetivo a abolição desse "freio" excessivo e, portanto, melhora do movimento.

O núcleo subtalâmico, um pequeno núcleo situado abaixo do tálamo, tem sido objeto de grande interesse nos últimos anos. Assim como ocorre com o globo pálido, esse núcleo torna-se hiperativo como resultado da falta de dopamina. Como o núcleo subtalâmico envia impulsos excitatórios para o globo pálido, fica claro que essa hiperatividade vai aumentar ainda mais a atividade do globo pálido. A inativação do núcleo subtalâmico pela estimulação cerebral produz efeito antiparkinsoniano tão satisfatório em alguns pacientes que alguns neurocirurgiões consideram essa cirurgia superior à estimulação do globo pálido. Entretanto, o núcleo subtalâmico é considerado um alvo mais difícil de ser alcançado com precisão, o que poderia resultar em segurança um pouco menor. No presente momento, não há consenso acerca da maior eficácia e/ou segurança de um ou outro alvo, de modo que a escolha do procedimento deverá depender de cada caso e da experiência de cada neurocirurgião.

Cirurgia bilateral ou unilateral?

A doença de Parkinson é quase sempre mais intensa em um dos lados do corpo. Nos casos em que os sintomas se restringem a um dos lados, a cirurgia unilateral pode ser suficiente. Qualquer que seja o alvo (tálamo, globo pálido ou núcleo subtalâmico), a cirurgia é sempre feita no cérebro do lado oposto ao dos sintomas. Por exemplo, se o tremor for mais intenso na mão esquerda, o procedimento deverá ser uma talamotomia no lado direito do cérebro e vice-versa, pois cada hemisfério cerebral controla os movimentos do lado oposto do corpo.

Nos casos mais avançados, quando os sintomas são suficientemente intensos nos dois lados, pode ser necessária uma segunda cirurgia. Entretanto, quando uma segunda operação é feita do outro lado do cérebro, podem ocorrer alterações importantes, como dificuldades de fala e deglutição e alterações do equilíbrio e da capacidade de raciocínio. Por essa razão, quando houver necessidade de uma segunda cirurgia, pode-se optar pela talamotomia ou palidotomia de um lado e estimulação cerebral do outro lado ou pela estimulação cerebral dos dois lados.

Quem são os candidatos a cirurgia?

Os pacientes devem preencher alguns pré-requisitos para terem indicação cirúrgica:

1. diagnóstico de doença de Parkinson;
2. boa resposta à levodopa nos primeiros anos;
3. perda da resposta à levodopa com flutuações ou discinesias;

4. controle insatisfatório dos sintomas com tratamento farmacológico;
5. funções intelectuais preservadas;
6. boa condição clínica geral.

Por outro lado, pacientes com as seguintes características *não* devem ser operados:

1. diagnóstico de parkinsonismo atípico ou parkinsonismo-plus;
2. ausência de resposta à levodopa desde o início;
3. controle satisfatório dos sintomas com tratamento medicamentoso;
4. presença de demência;
5. idade avançada e/ou comprometimento do estado geral.

3. Transplante de células

O estriado, como descrito anteriormente, é uma estrutura para a qual convergem as fibras nervosas produtoras de dopamina originadas da substância negra. Os terminais nervosos dessas fibras fazem contato (sinapse) com as células do estriado e transmitem impulsos pela liberação de dopamina, que funciona como mensageiro químico. Na doença de Parkinson, a falta de dopamina perturba o funcionamento dos circuitos que passam pelo estriado.

O implante de células produtoras de dopamina no estriado representa uma tentativa de reposição dessa substância que é suprida pela substância negra. Mesmo que os implantes sobrevivam, a dopamina agora produzida não exerce exatamente o mesmo efeito gerado pelas células da substância negra, uma vez que essas últimas, em condições normais, são reguladas por outras estruturas que, por sua vez, não têm como regular as novas células transplantadas diretamente no estriado.

As células podem ser obtidas a partir do cérebro de embriões humanos ou de células manipuladas geneticamente capazes de produzir dopamina. Alguns estudos têm utilizado células de embriões de porcos com resultados ainda preliminares. O implante é feito dos dois lados do cérebro, por meio de cirurgia estereotáxica, ao mesmo tempo ou com intervalo de algumas semanas. Os efeitos da cirurgia só começam a aparecer após alguns meses, pois é necessário o estabelecimento de conexões entre as novas células e o cérebro do paciente. Os riscos e as complicações da cirurgia são, em geral, os mesmos das cirurgias ablativas.

Os resultados obtidos até o presente com as cirurgias de implantes são variáveis. Embora alguns pacientes melhorem, nem todos apresentam resposta satisfatória, e os benefícios de longo prazo ainda estão por ser demonstrados. Os implantes ainda são considerados como terapia experimental e não devem, por enquanto, ser recomendados na prática clínica.

3

Cuidados clínicos gerais

Maria do Carmo Sitta

O conceito da medicina preventiva tem adquirido grande importância nas últimas décadas. Nunca se viveu tanto quanto hoje. A expectativa de vida já atinge os 78-80 anos e promete continuar crescendo nos próximos anos. É importante que o indivíduo acometido por uma doença crônica, como a doença de Parkinson, preserve-se ao máximo. Isso significa cuidar da saúde como um todo e não apenas da doença de base.

Este capítulo procura fornecer informações sobre doenças e problemas clínicos em geral que podem acometer qualquer pessoa — portadora ou não da doença de Parkinson. Ele serve, portanto, como roteiro para o parkinsoniano e seus familiares. É importante ressaltar que a doença de Parkinson *não* favorece nenhuma das patologias citadas, mas pode modificar algumas manifestações ou requerer adaptações do tratamento como será detalhado em cada item.

A chave para uma boa saúde implica manter uma alimentação saudável, pobre em gordura e rica em fibras, fazer exercícios físicos, combater o sedentarismo, manter-se mental e profissionalmente ativo, não fumar, não beber excessivamente, tratar doenças que venham a aparecer no decorrer da vida e imunizar-se contra doenças que possam ser prevenidas por vacinas.

Procurar viver com saúde é fundamental para uma vida ativa e proveitosa. Para o parkinsoniano, é a chance de viver bem e poder usufruir de melhores tratamentos que certamente virão nos próximos anos.

As afecções clínicas mais comuns serão discutidas adiante. Para facilitar a compreensão, os tópicos foram agrupados de acordo com os órgãos e sistemas.

Órgãos dos sentidos

Olhos

A visão constitui importante função de defesa, apoio e orientação e é fundamental que seja revisada periodicamente. As doenças mais comuns incluem a *catarata*, a *presbiopia* (vista curta) e o *glaucoma*.

A catarata resulta da opacidade do cristalino (lente interna do olho) e pode ser corrigida por tratamento cirúrgico. Modernos equipamentos que utilizam raios *laser* e os novos anestésicos disponíveis tornaram a cirurgia de catarata procedimento de baixíssimo risco. Independentemente da idade e do estágio da doença de Parkinson, o paciente pode se submeter à cirurgia, que pode ser realizada com anestesia local e sedação. Geralmente não há necessidade de internação, e o paciente não precisa suspender os medicamentos utilizados.

A presbiopia é a dificuldade de visão para perto que surge com a idade. O diagnóstico e a correção com o uso de lentes apropriadas são fundamentais para que o indivíduo possa manter a leitura, a escrita e as atividades manuais.

O glaucoma é o aumento da pressão intra-ocular. O diagnóstico deve ser feito o quanto antes, pois, quando não tratado, o glaucoma pode levar à cegueira. Na maioria dos casos, ele pode ser controlado com colírios que reduzem a pressão ocular, mas casos mais graves têm indicação de tratamento cirúrgico. Alguns medicamentos podem aumentar ainda mais a pressão ocular, em pacientes com glaucoma. Dentre eles, incluem-se medicamentos freqüentemente utilizados na doença de Parkinson, como os antidepressivos (em particular os chamados tricíclicos) e alguns antiparkinsonianos, como o biperideno (Akineton®) e o cloridrato de trihexifenidila (Artane®). De modo geral, esses medicamentos devem ser evitados em pacientes portadores de glaucoma.

Ouvidos

A *presbiacusia* é a diminuição da audição que ocorre com a idade e deve ser diagnosticada e tratada adequadamente. Todas as pessoas após os 60 anos que estejam notando alguma dificuldade auditiva devem se submeter à avaliação audiométrica. Caso haja perda significativa, há necessidade do uso de prótese auditiva (aparelho de ouvido).

Não se deve esperar até perder quase totalmente a audição para depois se adaptar ao aparelho, uma vez que, nesse estágio, o nervo auditivo já iniciou processo de atrofia e perda da capacidade de discriminar o som. Isso dificulta a adaptação ao aparelho, que passa a funcionar como um amplificador e pode produzir um ruído insuportável. Atualmente, existem novos modelos de aparelho que, além de mais discretos, são adaptados de acordo com o grau de perda auditiva.

O *labirinto* é um órgão que fica no interior do ouvido e um dos responsáveis pelo controle do equilíbrio. É comum o parkinsoniano ser portador de afecção associada do labirinto, chamada comumente de *labirintite*. Os principais sintomas incluem tonturas rotatórias (vertigem), náuseas, perda do equilíbrio e tendência a quedas. Esses sintomas são quase sempre passageiros e devem ser diferenciados dos sintomas próprios à doença de Parkinson. É necessário cuidado com os medicamentos utilizados nessas afecções, pois muitos são inibidores da dopamina e agravam ou precipitam os sintomas parkinsonianos. Medicamentos como a cinarizina (Stugeron®, Exit®), flunarizina (Vertix®, Flunarin®) e metoclopramida (Plasil®) podem ter este efeito e devem ser evitados.

Aparelho digestivo

Boca

Os dentes e próteses dentárias necessitam de atenção especial, pois são fundamentais para manter o processo da mastigação. Em virtude de alterações da saliva provocadas pelo parkinsonismo, ou mesmo por alguns medicamentos, existe maior incidência de cáries, tártaro e problemas de gengiva que podem ser tratados ou prevenidos por revisões periódicas com o dentista. As próteses devem ser bem fixadas para facilitar a fala e a mastigação de alimentos mais sólidos.

O paladar pode estar alterado com a idade por causa da diminuição do número de papilas gustativas e da ação de alguns medicamentos, especialmente os anticolinérgicos, que interferem na saliva e podem modificar o gosto do alimento.

A sialorréia, que é o excesso da salivação, faz parte do quadro clínico do parkinsonismo e pode aumentar com o uso de medicamentos que interferem na ação da dopamina. Já os medicamentos de ação anticolinérgica têm efeito contrário e levam à diminuição da produção da saliva com o biperideno (Akineton®) e a trihexifenidila (Artane®).

Esôfago

O esôfago é o órgão que liga a boca ao estômago. Pode ser sede de esofagite, refluxo gastroesofágico, hérnia de hiato e câncer. Em geral os problemas são associados, pois o refluxo do ácido do estômago para o esôfago pode levar à esofagite e é uma das causas de tosse noturna, uma vez que o ácido que reflui irrita a laringe. O diagnóstico pode ser feito pela endoscopia. O tratamento é feito com o uso de medicamentos que bloqueiam a acidez gástrica, evitando-se a ingestão excessiva de líquido durante as refeições e mantendo-se a cabeceira elevada ao deitar-se. Em alguns casos, pode ser indicado o tratamento cirúrgico para a correção das hérnias de hiato que favorecem o refluxo gastro-esofágico. As hérnias são congênitas (desde o nascimento) e ocorrem em razão de uma maior abertura do hiato esofágico, que é o ponto do diafragma que divide o tórax e o abdome e onde o esôfago encontra o estômago. Em algumas pessoas, esse hiato é maior e permite que o estômago entre parcialmente no tórax, favorecendo o refluxo do suco gástrico, principalmente na posição deitada.

Estômago

O estômago pode ser sede de gastrite, úlcera e câncer. O câncer do aparelho digestivo tem incidência familiar e deve ser pesquisado rotineiramente nas pessoas com antecedentes hereditários de câncer na família. As gastrites e as úlceras podem ser causadas por estresse e alimentação, mas, em muitos casos, a recidiva do quadro pode estar associada à presença de uma bactéria chamada *Helicobacter pilorii,* que necessita ser tratada com antibióticos específicos. O diagnóstico é feito pela endoscopia com biópsia ou pesquisa específica da bactéria. Atualmente, existem vários medicamentos que auxiliam no tratamento dos distúrbios digestivos. Em alguns pacientes, medicamentos protetores do estômago podem ser utilizados para evitar problemas gástricos decorrentes da medicação antiparkinsoniana.

Intestino

Manifestações intestinais que podem ocorrer incluem: obstipação, diverticulose, polipose e doença hemorroidária. A obstipação intestinal pode ser provocada pelo próprio parkinsonismo ou por medicamentos, como os anticolinérgicos, e melhora com o uso de dieta laxante rica em fibras vegetais e frutas. É importante beber muita água para que o intestino funcione adequadamente. Se não houver hidratação adequada, as fibras ressecam e prendem o intestino.

A doença diverticular dos colos, ou diverticulose, consiste na formação de pequenas bolsas na parede do intestino que podem aumentar a fermentação dos alimentos e resultar em acúmulo de gases, distensão e dor abdominal. Essas pequenas bolsas podem apresentar sangramento e inflamação (diverticulite) que, em alguns casos, exigem tratamento cirúrgico. Os alimentos à base de leite e derivados com excesso de açúcar, grãos (feijão, ervilha e grão-de-bico) e vegetais de talo grosso (couve, couve-flor, brócolis e repolho) são mais fermentativos e podem agravar a distensão gasosa.

Os pólipos podem ser diagnosticados e removidos mediante um procedimento chamado *colonoscopia.* Em alguns casos, podem predispor ao câncer de intestino e por isso devem ser pesquisados em pessoas que apresentam alteração importante do hábito intestinal, ou as que têm antecedente de câncer do aparelho digestivo.

O câncer do intestino também é um dos mais freqüentes na população mundial e sua detecção precoce é importante, pois, na fase inicial, é totalmente curável por intermédio de cirurgia.

A doença hemorroidária pode levar a sangramento e dor após a evacuação. Deve ser feito o diagnóstico diferencial com o câncer de reto que também pode provocar dor e sangramento. O tratamento definitivo da doença hemorroidária é cirúrgico. O tratamento clínico alivia a dor e os sintomas, mas não evita a recidiva do quadro. Manter uma dieta laxativa é muito importante na prevenção da doença e das crises hemorroidárias.

Sistema respiratório

O paciente parkinsoniano pode ter dificuldade para tossir, fraqueza da musculatura respiratória e alterações posturais da caixa torácica causadas pela própria doença. Essas alterações costumam favorecer o acúmulo de secreções e infecções pulmonares de repetição. Pacientes com esses problemas podem se beneficiar do tratamento fisioterápico.

Os problemas respiratórios mais comuns são as doenças pulmonares crônicas, como a bronquite, a asma e o enfisema. São doenças mais freqüentes em fumantes, mas podem ter origem genética ou estar associadas a fenômenos alérgicos.

Quando o indivíduo é portador de asma ou bronquite crônica, há necessidade de uso de medicação contínua por via inalatória ou oral. Alguns broncodilatadores podem provocar tremor, especialmente o salbutamol (Aerolin®).

Sistema circulatório

Hipertensão arterial

É uma das doenças mais freqüentes no mundo, e portanto é razoável supor que alguns portadores de Parkinson sejam hipertensos. A hipertensão leva ao aumento do risco de doença coronariana (infarto e angina) e acidente vascular cerebral (derrame). O tratamento diminui esses riscos, e felizmente existe um novo arsenal de medicamentos disponíveis — os chamados reguladores da pressão. São remédios que não permitem o aumento exagerado da pressão arterial e funcionam como se fossem uma espécie de "breque". Como não levam à queda de pressão se esta estiver normal, devem ser tomados diariamente, independentemente do nível de pressão, e não apenas quando a pressão estiver elevada.

Hipotensão postural

É uma queda brusca da pressão arterial acompanhada por escurecimento da visão, tonturas e desequilíbrio que ocorre com mudanças de posição, especialmente ao se levantar. Alguns pacientes com parkinsonismo apresentam tendência a apresentar episódios de hipotensão postural. Além disso, alguns medicamentos antiparkinsonianos podem provocar hipotensão postural, especialmente os anticolinérgicos e os antidepressivos. Nesses casos, há necessidade de adaptação da dosagem dos medicamentos utilizados. Para evitar quedas, é prudente que a pessoa levante-se cuidadosamente e espere alguns minutos sentada antes de se levantar e caminhar.

Insuficiência cardíaca

Os principais sintomas da insuficiência cardíaca são o cansaço ou falta de ar quanto aos esforços. O indivíduo freqüentemente apresenta edema (inchaço) nos membros inferiores (pés e pernas). Em geral, é causada por uma falência na capacidade de funcionamento do músculo cardíaco (miocárdio) provocada por doença coronariana (infarto prévio), hipertensão, valvulopatia, arritmia, doença de Chagas, alcoolismo e outras. O diagnóstico é feito pela história clínica, pelo exame físico e ecocardiograma. O tratamento em geral é feito com diuréticos e medicamentos que melhoram a função cardíaca.

O indivíduo com doença de Parkinson pode apresentar cansaço quanto aos esforços e edema de membros inferiores de origem postural. Nesses casos, é importante o diagnóstico diferencial com algum grau de insuficiência cardíaca associada. O paciente pode se beneficiar do tratamento com melhora do desempenho motor e maior disposição para as atividades da vida diária.

Insuficiência coronariana

A insuficiência coronariana caracteriza-se pela presença de angina de peito ou infarto provocado por obstrução (entupimento) das coronárias. Em geral, manifesta-se por dor intensa no peito provocada por estresse ou esforço físico. No caso da angina, a dor é de curta duração, geralmente minutos, e, no caso do infarto, a dor é persistente e com freqüência acompanhada de enjôo e sudorese fria. Acomete, em geral, o lado esquerdo do peito, podendo irradiar para os braços, direito ou esquerdo, o pescoço ou a região do estômago.

O diagnóstico da insuficiência coronariana pode ser feito pelo eletrocardiograma, teste ergométrico e cateterismo. O tratamento em geral é feito com medicamentos, angioplastia ou cirurgia.

No caso do infarto, o diagnóstico pode ser confirmado pelo eletrocardiograma, por exames de sangue e pelo cateterismo. Trata-se de quadro grave, com risco de vida e necessidade de internação em terapia intensiva ou unidade coronariana de emergência. Quando a pessoa procura o serviço médico nas primeiras horas da dor, o que é comum, pois a dor é muito intensa, pode ser feita tentativa de desobstruir a coronária entupida mediante medicamentos que dissolvem o coágulo ou o cateterismo com angioplastia de emergência. Embora seja rara a indicação de cirurgia de revascularização (ponte de safena ou mamária) na fase aguda do infarto, ela pode ser recomendada em casos especiais. Em geral, a cirurgia é recomendada para os pacientes que têm angina ou naqueles em que se quer prevenir um novo evento.

Em geral, os medicamentos utilizados não interferem com os sintomas da doença de Parkinson ou com a ação dos medicamentos antiparkinsonianos.

Colesterol e triglicérides

Níveis aumentados de colesterol e triglicérides estão relacionados à aterosclerose (depósito de gordura nos vasos), doença coronariana e acidente vascular cerebral.

O colesterol total deve ser menor que 200 mg/dl, mas deve-se destacar que existem duas frações principais do colesterol: o colesterol bom, ou protetor, chamado HDL-colesterol e o colesterol ruim, chamado LDL-colesterol, que se deposita na parede dos vasos e pode obstruí-los.

O HDL-colesterol forma uma espécie de película protetora que impede o acúmulo de gordura nos vasos. Este colesterol deve ser maior que 35 mg/dl. Ele pode ser aumentado com exercício e reposição hormonal com estrógeno após a menopausa. Doses diárias pequenas de vinho (dois cálices por dia) podem também colaborar para o aumento desta fração protetora do colesterol.

O LDL-colesterol deve ser menor que 130 mg/dl e pode ser reduzido por dieta pobre em gordura e exercícios físicos. Recomenda-se também diminuir frituras, carnes gordurosas, queijos amarelos e embutidos (lingüiça, salame, salsicha, presunto e mortadela, entre outros). Deve-se dar preferência ao leite desnatado, queijos brancos, ricota, vegetais e verduras.

Os triglicérides são um tipo de gordura que provêm dos açúcares dos alimentos. Pacientes com níveis altos de triglicérides no sangue podem se beneficiar com dieta pobre em carboidratos (açúcar, doces, massas, pães e álcool) e com exercícios físicos, especialmente as caminhadas.

O tratamento medicamentoso para a redução das gorduras do sangue costuma ser necessário apenas para os casos mais graves e para aqueles que não responderam ao tratamento com dieta e exercícios. Alguns medicamentos utilizados para reduzir o colesterol, como as *estatinas* (sinvastatina, pravastatina, atorvastatina), podem causar comprometimento dos músculos esqueléticos e provocar dor e fraqueza. Esses sintomas podem interferir no desempenho motor do parkinsoniano e agravar a dificuldade de marcha. O diagnóstico é feito pela dosagem de uma enzima do sangue chamada CPK. O aumento da CPK na vigência do tratamento indica que o paciente está sofrendo comprometimento muscular. Neste caso, recomenda-se diminuição da dosagem ou a substituição do medicamento.

Acidentes vasculares cerebrais

Os acidentes vasculares cerebrais chamados popularmente de "derrame cerebral" podem ser de natureza isquêmica (falta de circulação) ou hemorrágica (por rompimento de um vaso e extravasamento de sangue). Em ambos os casos, o quadro se manifesta por diminuição de controle de um dos lados do corpo (paralisia) e em alguns casos por perda da consciência. A gravidade do quadro é variável, mas, na maioria das vezes, o paciente deve ser internado. O exame de tomografia ajuda a diferenciar o tipo de lesão e é fundamental para definir o tratamento. A hipertensão, o diabete, níveis altos de colesterol e o tabagismo são os principais fatores de risco. Quando a diabete e a hipertensão estão bem controladas, o risco de ocorrer um acidente vascular cerebral diminui sensivelmente.

Vias urinárias

Infecção urinária

As infecções do trato urinário são freqüentes em mulheres após a menopausa e nos homens com problemas de próstata. Elas podem provocar dor ou desconforto para urinar ou aumento da freqüência urinária. Em alguns casos, podem ser silenciosas e o diagnóstico muitas vezes é feito por exames de rotina. É importante o diagnóstico e tratamento, pois toda infecção pode agravar os sintomas parkinsonianos.

O diagnóstico é feito pelo exame de urina tipo I, da cultura de urina e do antibiograma, que vão identificar a bactéria responsável e definir o tratamento com antibióticos.

Incontinência urinária

Incontinência urinária é a incapacidade de reter urina na bexiga e resulta na perda urinária espontânea ou quanto aos esforços. É mais comum em mulheres após a menopausa, mas pode ocorrer em ambos os sexos. Muitos pacientes podem melhorar com reposição hormonal ou com medicamentos específicos para segurar a urina na bexiga (oxibutinina-Retemic®, tolterodina-Detrusitol®). Em determinados casos, é necessário o tratamento cirúrgico para o levantamento da bexiga e correção do períneo (perineoplastia).

No sexo masculino, a incontinência urinária está freqüentemente associada a problemas da próstata. Muitos casos podem ser tratados por medicamentos, mas algumas vezes há indicação de tratamento cirúrgico.

Não se deve esquecer que, ao contrário do que se pensava há algum tempo, a incontinência urinária não é conseqüência inevitável do envelhecimento, mas uma doença em que se pode descobrir a causa, indicar tratamentos e obter melhora clínica significativa.

Próstata

Alterações da próstata são muito freqüentes com o envelhecimento, pois ela é um dos únicos órgãos que cresce com o passar dos anos. A hipertrofia benigna da próstata ocorre quando o crescimento é acima do esperado para a idade ou quando interfere no fluxo urinário. Alguns casos leves ou iniciais podem se beneficiar do tratamento medicamentoso, todavia casos avançados necessitam tratamento cirúrgico.

O câncer de próstata é um dos mais freqüentes no homem e quanto mais precoce o tratamento, melhor a resposta terapêutica. Diferentemente da hipertrofia benigna, o câncer não costuma produzir sintomas, exceto quando em fases muito avançadas. Por isso, os exames preventivos com o exame urológico anual, o PSA (antígeno prostático específico) e o ultra-som são importantes e devem ser realizados rotineiramente para a detecção da doença nas fases iniciais. Pode ser tratado por meio de cirurgia ou de medicamentos que bloqueiam os hormônios masculinos que ativam o crescimento do câncer da próstata.

Impotência sexual

A impotência masculina tem sido alvo de muitas pesquisas e perspectivas de tratamento. Não se deve considerar a impotência como condição própria do envelhecimento, mas sim conseqüência de algum distúrbio circulatório, neurológico, hormonal ou provocada por medicamentos. Os medicamentos que aumentam a atividade da dopamina podem resultar em aumento da libido e não provocam impotência. Entretanto, os anticolinérgicos e alguns antidepressivos podem levar a certa redução da função erétil e retardo da ejaculação. As possíveis causas de impotência devem ser investigadas para que se possa orientar o tratamento. Os medicamentos atualmente disponíveis, como o sildenafil (Viagra®) e a fentolamina (Regitina®), podem ser usados pelos parkinsonianos, exceto por aqueles com doença coronariana associada ou que estejam fazendo uso de nitratos (Isordil®, Sustrate®, Isocord®, Monocordil®). Nesses casos, é necessário discutir com o cardiologista outras alternativas de tratamento.

Sistema ginecológico

Climatério

O climatério é a fase em que aparecem distúrbios hormonais após a menopausa. Nesse período, pode ocorrer uma série de condições que incluem a osteoporose, doenças coronarianas, aumento das gorduras no sangue e incontinência urinária. Desde que não haja contra-indicação ginecológica, recomenda-se sempre tratamento de reposição hormonal. O tratamento de reposição hormonal com estrógeno não aumenta a incidência de câncer de útero ou de mama, e não causa aumento de peso. Foi observado que o tratamento com estrógeno associado à progesterona pode aumentar a incidência de câncer de mama após 15 anos de uso contínuo. Independentemente da realização de reposição hormonal, toda mulher deve submeter-se a consultas ginecológicas periódicas após a menopausa, pois a incidência de câncer de mama e de endométrio é maior nessa fase, mesmo em mulheres que não tomam hormônios.

Câncer de mama

A freqüência de câncer de mama tem aumentado no mundo todo, independentemente de reposição hormonal. Talvez ela esteja relacionada a fatores ambientais e alimentares. Há necessidade de exame de mamografia anual após os 40 anos. É importante o auto-exame de palpação da mama. Quando nódulos são detectados e confirmados pela mamografia ou ultra-som de mama, há necessidade de punção ou retirada para a realização de biópsia. Quando o câncer de mama é detectado precocemente, pode ser curável por meio de cirurgia e da quimioterapia.

Distúrbios endócrinos

Diabete

A diabete é o aumento do açúcar no sangue e resulta ou da produção insuficiente de insulina pelo pâncreas ou de seu mau aproveitamento pelo organismo. A insulina é responsável pelo transporte de glicose da circulação para dentro da célula onde é utilizada como fonte de energia. O tipo de diabete que aparece com a idade é, geralmente, de incidência familiar. Aqueles que têm pais, avós ou irmãos diabéticos precisam fazer controles periódicos. Quando não tratado, a diabete aumenta a incidência de doença coronariana, insuficiência renal, cegueira e doenças circulatórias em geral. Atualmente existem vários medicamentos disponíveis — os chamados hipoglicemiantes orais. Para os casos mais graves, pode haver a necessidade do uso de insulina. Por enquanto, a insulina só é disponível em injeções que necessitam aplicação diária e, em alguns casos, até três a quatro vezes ao dia. O controle do tratamento deve ser sempre feito com um clínico ou endocrinologista.

Hipotiroidismo

O hipotiroidismo é a falta de produção do hormônio tiroidiano que é responsável pelo controle do metabolismo no organismo. Em geral, a pessoa torna-se mais lenta, com tendência a aumento de peso, inchaço nos pés e aumento da pressão arterial. O diagnóstico pode ser feito pela dosagem dos hormônios tiroidianos no sangue (T3, T4 e TSH). O tratamento de reposição é feito com medicamentos que devem ser tomados diariamente pela manhã, em jejum. O hipotiroidismo pode agravar a bradicinesia (lentidão dos movimentos), característica da doença de Parkinson, porém responde ao tratamento adequado.

Hipertiroidismo

O hipertiroidismo é causado pelo excesso de produção do hormônio tiroidiano no organismo. O quadro clínico é de tremor de extremidades, perda de peso, aumento da sudorese, ansiedade e exoftalmo (olhos saltados). Geralmente é causado por tireoidite, que é uma inflamação da tireóide. Ele necessita de tratamento para bloquear a produção hormonal excessiva. Em pacientes parkinsonianos, pode ser uma das causas que agrava ou intensifica o tremor.

Memória e comportamento

Memória

A memória tem sido bombardeada atualmente pelo grande número de informações recebidas diariamente por intermédio jornais, rádio, televisão e internet. Muitas pessoas queixam-se de problemas de memória, mas não se dão conta do número de informações que precisam ser armazenadas diariamente dentro e fora da área profissional em que atuam. Com o envelhecimento, pode aparecer a chamada perda benigna da memória, em que a pessoa tem dificuldade para guardar fatos recentes, mas mantém a memória para fatos antigos. Esta perda de memória pode ser agravada pelo uso de medicamentos para dormir, principalmente os benzodiazepínicos (diazepan, lorazepan, bromazepan). Ela pode ser melhorada mediante exercícios de memória, atividade mental e intelectual. Só deve ser tratada com medicamentos quando se consegue estabelecer uma causa ou afecção definida (alteração circulatória cerebral, deficiência vitamínica ou alteração hormonal). Quando a perda da memória se agrava, inclusive para fatos antigos, e é acompanhada de mudança de comportamento e diminuição da crítica (capacidade de julgamento), deve-se pensar na possibilidade de síndromes demenciais.

Doença de Alzheimer

A doença de Alzheimer é a causa mais freqüente de demência e acomete cerca de 5% dos indivíduos após os 65 anos e 20% dos indivíduos após os 80 anos. De início, ocorre perda de memória progressiva para fatos recentes. Gradualmente, fatos antigos também são esquecidos, e ocorrem outros sintomas, como declínio cognitivo (capacidade de raciocínio e aprendizado), perda de crítica (capacidade de julgamento) e alterações de comportamento. Ela é de evolução progressiva e, até o momento, não tem cura, mas já existem medicamentos que podem estabilizar a doença nas fases iniciais, como o donepezil (Aricept®) e a rivastigmina (Exelon®). O diagnóstico é feito pela história clínica e por métodos de imagem (tomografia ou ressonância nuclear magnética). Estes exames também são úteis para o diagnóstico diferencial de outros quadros demenciais, como a demência vascular e os tumores cerebrais.

Depressão

A depressão é uma afecção cada vez mais reconhecida e diagnosticada e está relacionada a alterações bioquímicas cerebrais bem estabelecidas. Acredita-se que seu aparecimento esteja relacionado à deficiência de neurotransmissores, especialmente serotonina e noradrenalina. Desde o aparecimento da fluoxetina (Prozac®), uma série de medicamentos para o tratamento da depressão tem surgido no mercado e colaborado para a melhora da qualidade de vida dos pacientes. A depressão pode ser precipitada por estresse e fatores psíquicos e, uma vez instalada, deve ser iniciado tratamento com antidepressivos. O tratamento de suporte psicológico é importante para prevenir as recaídas e permitir ao indivíduo uma melhor compreensão dos conflitos psicológicos que possam ter colaborado para a manifestação dos sintomas. A relação entre depressão e doença de Parkinson é discutida no Capítulo 1.

Ansiedade

A ansiedade pode acometer o indivíduo em qualquer idade e interferir no ritmo de trabalho, atividade e sono. Ela é minizada com métodos de relaxamento, psicoterapia e atividade física, mas pode ser necessário tratamento medicamentoso.

A ansiedade precisa ser diagnosticada e tratada, pois pode agravar consideravelmente os sintomas da doença de Parkinson.

Osteoporose e osteoartrose

Osteoporose

A osteoporose é a descalcificação dos ossos e resulta em enfraquecimento e predisposição a fraturas. As fraturas mais freqüentes são as do colo do fêmur, do punho e das vértebras. É mais comum em mulheres após a menopausa, mas pode igualmente acometer homens após os 65 anos, principalmente quando há deficiência de hormônio masculino. Para a prevenção, é importante uma dieta rica em cálcio (leite e derivados, peixe e verduras de folha escura), vitamina D (cuja maior fonte é o Sol) e atividade física. Caminhadas de 30 a 60 minutos por dia colaboram para o fortalecimento dos ossos e ajudam no tratamento e prevenção não só da osteoporose mas de várias outras doenças. O diagnóstico é feito pelo exame de *densitometria óssea* e *ultrasonometria*. O tratamento da osteoporose pode ser feito com a reposição hormonal e outros medicamentos específicos que podem ser associados nos casos mais intensos.

Osteoartrose

A osteoartrose é um desgaste da cartilagem das articulações que pode levar a dor e impotência funcional (dificuldade de movimento). Pode acometer qualquer articulação do organismo, mas é mais comum no joelho, quadril, coluna e ombros. A dor pode ser tratada com analgésicos, antiinflamatórios e fisioterapia. Em alguns casos mais graves de acometimento do joelho ou quadril, pode-se indicar a cirurgia de substituição por prótese. O paciente portador de osteoartrose pode se beneficiar bastante de exercícios que são feitos sem impacto, especialmente os exercícios na água, como a natação e a hidroginástica. É fundamental que seja feito o diagnóstico diferencial de outros tipos de reumatismo, especialmente a *artrite reumatóide* e a *gota*, que requerem tratamento medicamentoso específico.

Conclusão

As doenças e condições clínicas mais freqüentes que podem ocorrer ao longo da vida e do processo de envelhecimento foram discutidas brevemente. É fundamental que o paciente parkinsoniano que apresente uma ou mais dessas afecções tenha um médico de referência, clínico ou geriatra, a fim de orientá-lo no tratamento ou encaminhamento para o especialista quando necessário. Nunca é demais enfatizar a atenção que se deve dispensar às possíveis interações medicamentosas, pois freqüentemente o paciente toma uma série de medicamentos que podem interagir entre si, inativando ou diminuindo ou até aumentando a ação de outros medicamentos. E, por fim, não se deve esquecer que manter uma vida física e mentalmente ativa associada a uma boa alimentação constitui a chave para um envelhecimento saudável.

4

Fisioterapia e atividade física

Maria Inês Sitta

Este capítulo aborda as dificuldades de movimento mais freqüentes e contém exercícios, dicas e adaptações que facilitam o dia-a-dia, assim como maneiras de superar algumas dificuldades comumente encontradas.

A fisioterapia é uma área da saúde que tem se desenvolvido muito nos últimos anos e atua não só no campo da reabilitação como também na prevenção de doenças e suas complicações.

O fisioterapeuta costuma usar a cinesioterapia (terapia dos movimentos) como o melhor recurso para o tratamento físico da doença de Parkinson. Existem, entretanto, outros métodos que podem ser usados como o RPG (reeducação postural global, método do professor Phillipe Souchard), a Educação Condutiva (Instituto Petho, da Hungria), o Kabat (reeducação neuroproprioceptiva) e muitos outros que podem ser selecionados de acordo com a necessidade de cada paciente.

Em graus variáveis, uma certa rigidez e/ou tremor podem afetar o desempenho nas rotinas diárias. A lentidão dos movimentos acentua ainda mais essas dificuldades, que podem ser confundidas por familiares como intencional.

É muito importante conservar-se em boas condições e manter, dentro do possível, uma rotina normal. O paciente deve continuar fazendo, sem ajuda, tudo o que puder — mesmo que leve mais tempo para isso. Esta é a única forma de garantir independência. Caso contrário, as articulações enrijecem-se, os músculos perdem a força e começam a encurtar.

Exercícios físicos podem ajudar o paciente a manter-se ativo, mas depende dele a obtenção dos melhores benefícios que eles podem oferecer. Os exercícios e orientações deste livro, embora elaborados para os doentes de Parkinson, podem não atender a necessidades individuais — sobretudo se existe outra doença associada. Caso haja alguma dúvida sobre os exercícios mais adequados, deve-se recorrer a um fisioterapeuta qualificado.

As necessidades das pessoas que vivem sozinhas poderão ser diferentes de uma pessoa que tenha um cuidador. É importante que o paciente tenha uma vida o mais independente possível e, naturalmente, isso depende do estágio em que a doença se encontra. As orientações para as atividades da vida diária têm como objetivo a manutenção da independência. Isso significa manter o auto-respeito.

Deve-se lembrar que é preciso boa dose de determinação e persistência para ultrapassar as dificuldades e manter uma boa qualidade de vida. As orientações e exercícios a seguir foram escritos na terceira pessoa para obter maior aproximação com o paciente e tornar os exercícios mais interativos.

Orientações básicas

Os exercícios devem ser iniciados tão logo quanto possível depois de a doença ter sido diagnosticada. Naturalmente, você encontrará dificuldades em ser exigente consigo mesmo e fazer os exercícios regularmente. Fazê-los com um companheiro ou praticá-los com música pode torná-los mais interessantes. Se você faz os exercícios sozinho, procure colocar-se em frente a um espelho, para que possa verificar se sua posição está correta.

Tente relaxar antes e durante os exercícios e deixe tempo suficiente para completá-los. Escolha um horário em que se sinta bem. Geralmente, isso acontece pela manhã, por volta de 40 minutos após o café da manhã e depois de ter tomado os medicamentos prescritos para esse período. Algumas pessoas preferem destinar 15 a 30 minutos para os exercícios, duas vezes ao dia, enquanto outras preferem fazê-los quando têm tempo livre para tal. De qualquer forma, nunca se exceda, pois a fadiga pode ser tão prejudicial quanto a falta de exercícios. Se você sentir cansaço, faça uma pequena pausa antes de continuar.

É importante prestar atenção e fazê-los corretamente. Exercitar-se com indiferença não lhe trará tantos benefícios.

Alguns exercícios são específicos para algumas regiões do corpo, como as mãos. Mas a maioria é selecionada para facilitar alguma função, por exemplo, virar-se melhor na cama.

Escolha um exercício de cada grupo, começando sempre pelo mais simples e, quando dominá-lo, escolha um mais difícil. Eles estão apresentados por ordem de dificuldade, sendo o primeiro o mais fácil, o seguinte um pouco mais difícil, e assim por diante. Pratique cada exercício duas a três vezes, e vá aumentando gradualmente até chegar a uma seqüência de dez.

É muito importante cercar-se de toda segurança para fazer os exercícios, principalmente se você tem problemas de equilíbrio. Se estiver em pé, fique com os pés bem separados a fim de ter mais firmeza, ou segure-se em um apoio fixo. Se ainda assim você sentir alguma instabilidade, procure fazer os mesmos exercícios na posição sentada.

Sua casa deve ser organizada de forma a eliminar certos riscos que incluem: chão liso ou encerado, tapetes soltos, fios soltos pela casa e tudo o que puder causar acidentes.

A mobília deve ser arrumada de forma que haja mais espaço para que você se movimente com facilidade. Embora as escadas não costumem representar grande perigo para pessoas com doença de Parkinson, é prudente colocar corrimãos dentro e fora de casa.

Você deve dividir suas tarefas por toda semana e, quando possível, use produtos que facilitem suas tarefas e tenha um estoque deles em casa. Existem vários tipos de apetrechos auxiliares, entre eles: maçanetas especiais para portas, telefones de tecla ou com acessórios para viva-voz e outros.

Caso você tenha alguma dúvida ou dificuldades específicas, poderá contar com o terapeuta ocupacional. Este profissional deve estar capacitado para proceder a uma avaliação cuidadosa das suas atividades em casa e na vida social e lhe indicará algumas soluções.

A doença de Parkinson afeta os movimentos automáticos, que são realizados normalmente sem pensar, como virar-se na cama ou andar. Para compensar a perda dessa capacidade, você deve se concentrar nas atividades que apresentem mais dificuldade e, sobretudo, nunca fazer mais de uma atividade por vez, por exemplo, andar e conversar ao mesmo tempo. A seguir serão discutidas algumas dificuldades mais comuns e apresentados os modos de superá-las.

Você aprenderá que executar determinadas funções de uma forma não automatizada, como o ato de escrever, que se tornará mais fácil se for realizado com letras de fôrma. Ao executar esta função de uma forma ainda não automatizada, você poderá executá-la com menos dificuldade.

A postura é outro assunto muito importante. Freqüentemente, a postura incorreta pode influenciar seu desempenho em muitas atividades. Se a cabeça estiver projetada para a frente do corpo e com os ombros enrolados para a frente, fica impossível o movimento de elevar os braços para cima — movimento necessário para pegar objetos na parte superior dos armários, por exemplo. Nesse caso, bastaria um melhor alinhamento postural para readquirir esta função.

E, finalmente: não deixe de lado a prevenção de outras doenças. É necessário prevenir, mediante atividade física regular, problemas cardiocirculatórios, ortopédicos, digestivos e pulmonares. As melhores atividades são as caminhadas, a natação e a hidroterapia. Não se esqueça da necessidade de um *check-up* prévio e de orientação específica para seu caso.

Virando-se na cama

Esta é uma dificuldade comum. Você pode achar mais fácil virar-se em um colchão firme. Se o seu colchão for muito macio e você não puder adquirir um semi-ortopédico ou com densidade adequada ao seu tamanho, coloque uma tábua embaixo para dar melhor suporte. Para facilitar seu deslocamento, prefira lençóis de seda ou de cetim. A colocação de uma caixa de madeira nos pés da cama fará com que as cobertas não atrapalhem os movimentos de sua perna ao virar-se.

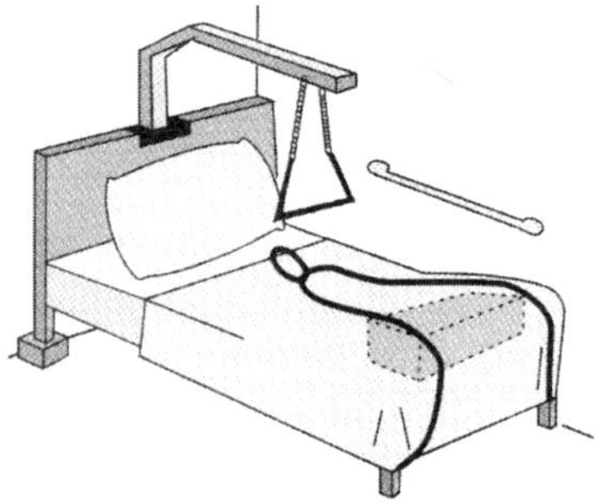

Como virar-se? Neste caso as orientações são para o lado direito. Mude a direção quando for virar para o lado esquerdo:

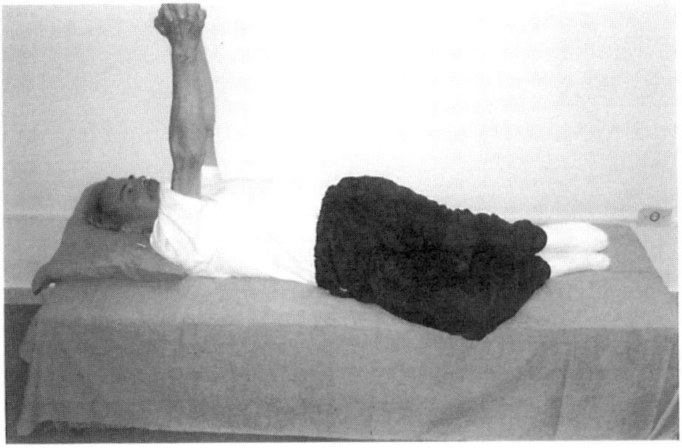

1. Flexione os joelhos, apóie os pés na cama. Vire os joelhos para o lado direito.
2. Junte as mãos e levante-as esticando os cotovelos o mais que puder.

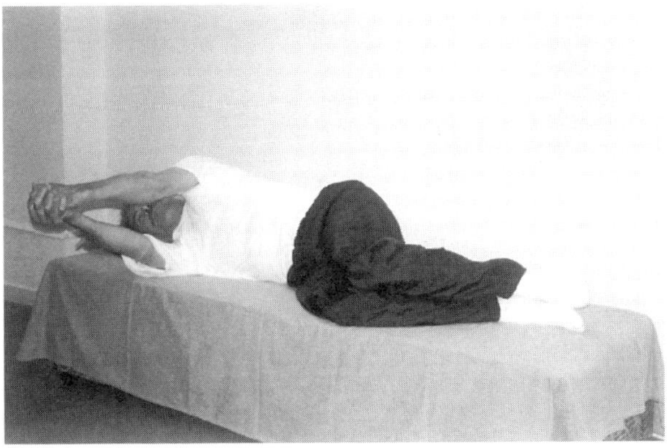

3. Vire a cabeça e os braços para a direita. Talvez você precise repetir este movimento várias vezes até conseguir virar o suficiente. Ajuste a posição até sentir-se confortável.

Se precisar de ajuda, você e seu cuidador poderão observar o seguinte:

1. Seu cuidador deve estar em pé, voltado para a direção que você vai virar. Neste caso, para a direita.
2. Você deve virar sua cabeça para a direita. Estique o braço esquerdo através do seu corpo em direção à beirada direita da cama e cruze a perna esquerda sobre a perna direita.
3. Seu cuidador coloca um joelho na cama e a outra perna, com o joelho levemente fletido, firme no chão. Ele coloca uma mão bem embaixo do ombro e a outra embaixo do quadril.
4. Conservando suas costas retas, seu cuidador deve virá-lo para o lado direito, esticando a perna em que ele estava apoiado, para ter mais suporte para dar o impulso.

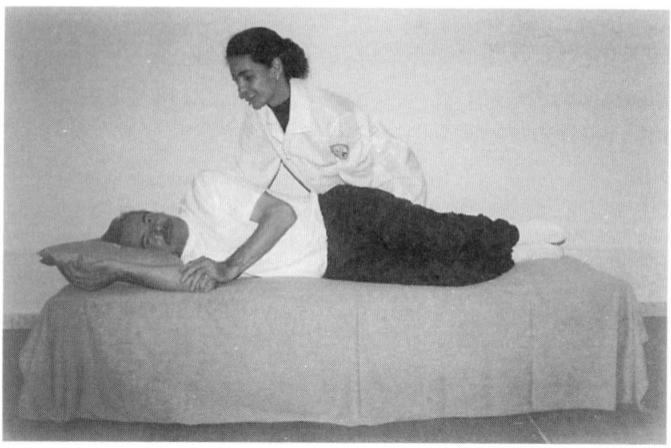

É importante manter-se bem posicionado durante a noite, para evitar posturas que favoreçam os encurtamentos musculares e dores no dia seguinte. Há necessidade de mudar de posição várias vezes durante a noite para evitar escaras.

Observe as figuras para poder encontrar a melhor posição. Prefira sempre as posições laterais, pois são melhores para a coluna.

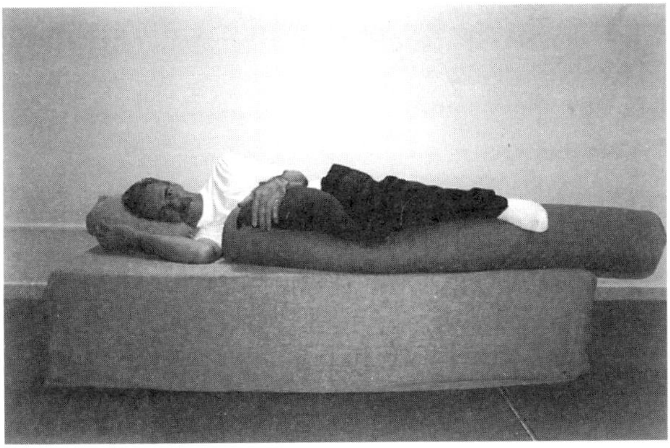

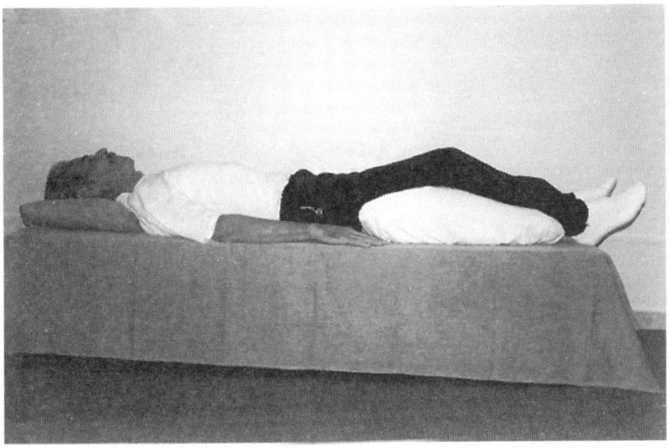

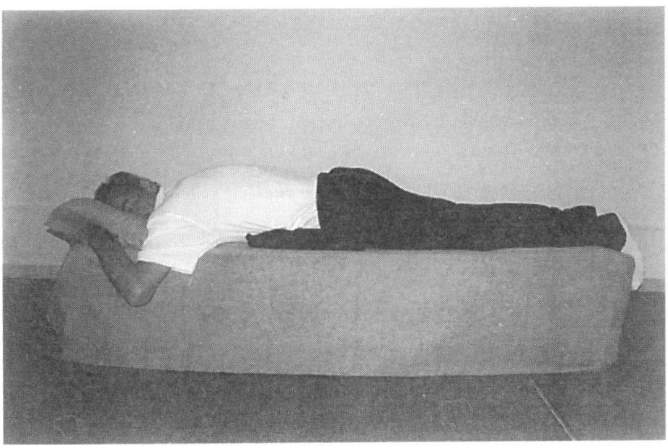

Exercícios para se virar melhor na cama

Sente-se em uma cadeira, sem apoio para os braços, com as costas retas e apoiadas no espaldar. Cuide para que seus pés estejam bem apoiados no chão, com a coxa fazendo um ângulo de 90 graus com a perna.

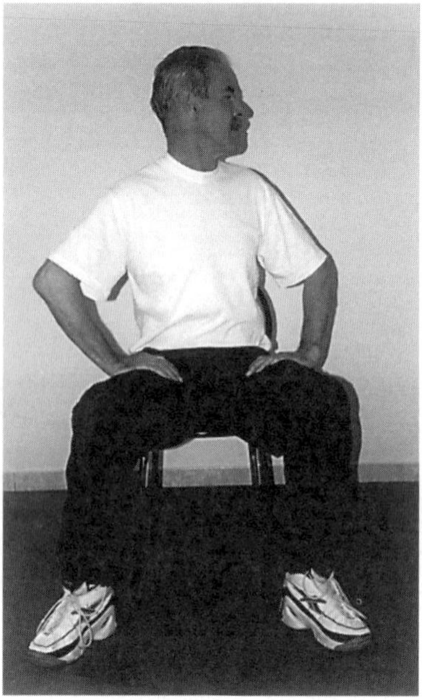

1. Vire a cabeça olhando acima do seu ombro direito e depois acima do seu ombro esquerdo.

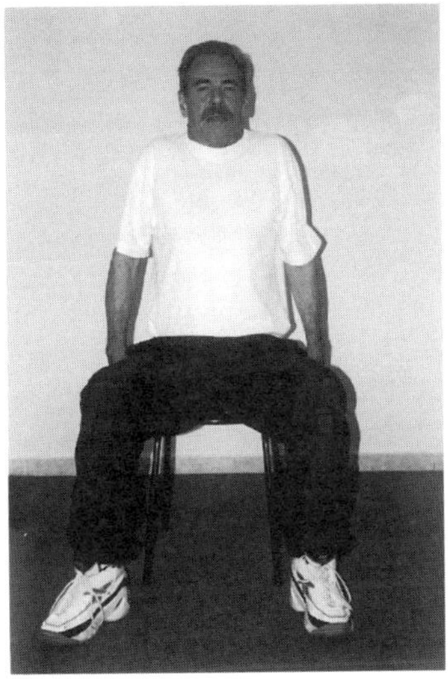

2. Movimente os ombros em direção às orelhas. Então, volte lentamente até seu limite possível.

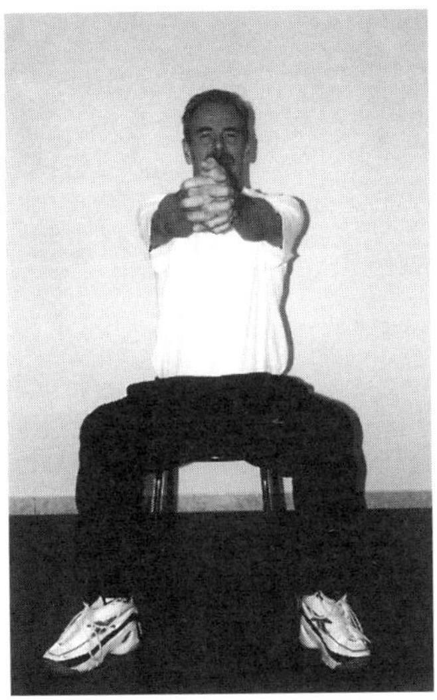

3. Junte as mãos e estique os braços à sua frente, deixando os cotovelos bem esticados.

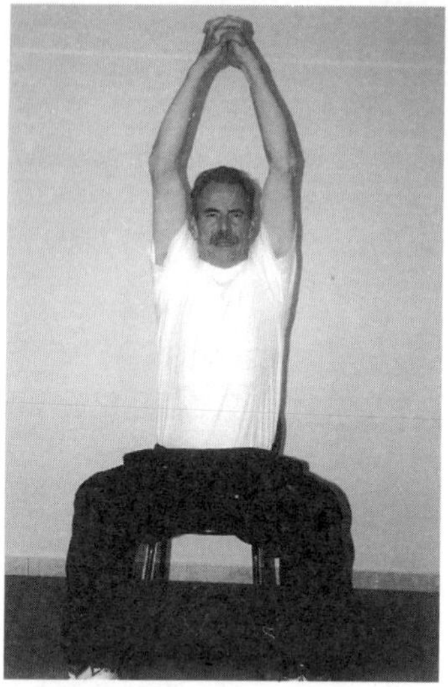

Conserve os cotovelos esticados, suas mãos cruzadas e levante seus braços acima da cabeça.

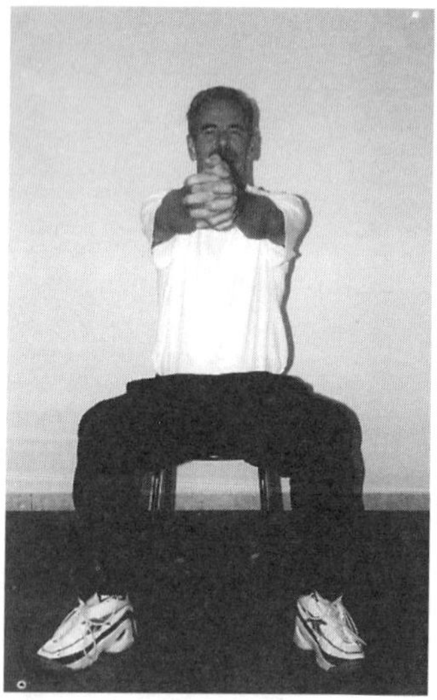

4. Junte as mãos e estique os braços à sua frente o mais reto possível.

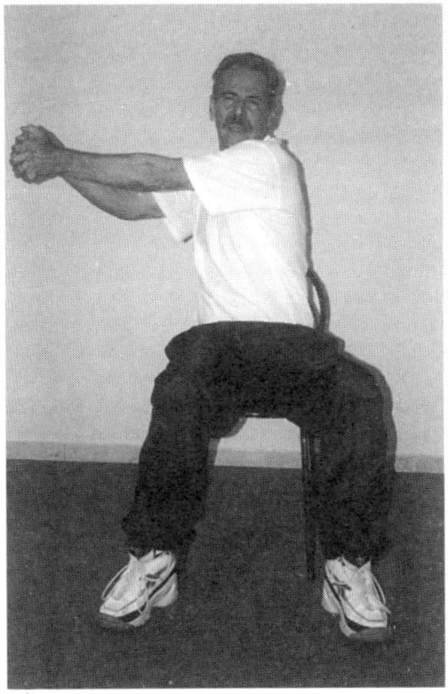

Conserve os cotovelos esticados, as mãos cruzadas e leve os braços para o lado direito e depois para o lado esquerdo.

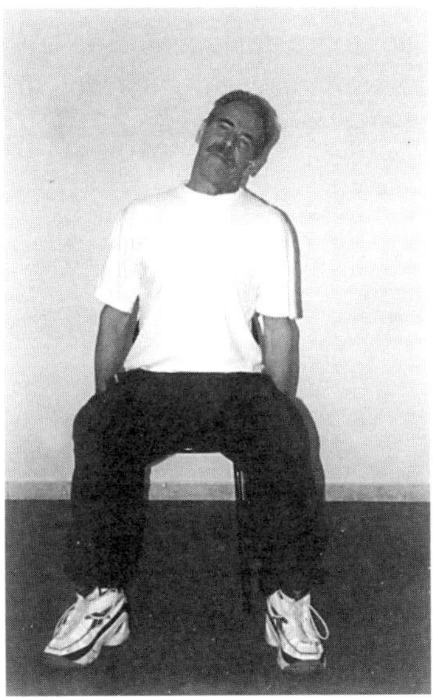

5. Com as mãos ao lado do corpo, flexione-se para um dos lados o máximo que puder e depois para o outro.

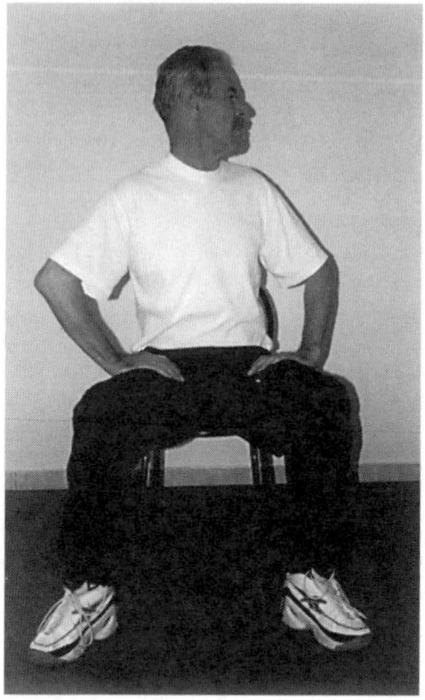

6. Ponha as mãos na cintura, vire o corpo para a direita, olhe acima do ombro e depois para o outro lado.
7. Os exercícios deitados deverão ser feitos numa cama firme, ou mesmo no chão, sobre um tapete, com apenas um pequeno travesseiro embaixo da cabeça. Atenção: só vá ao chão se você conseguir levantar-se sem esforço.

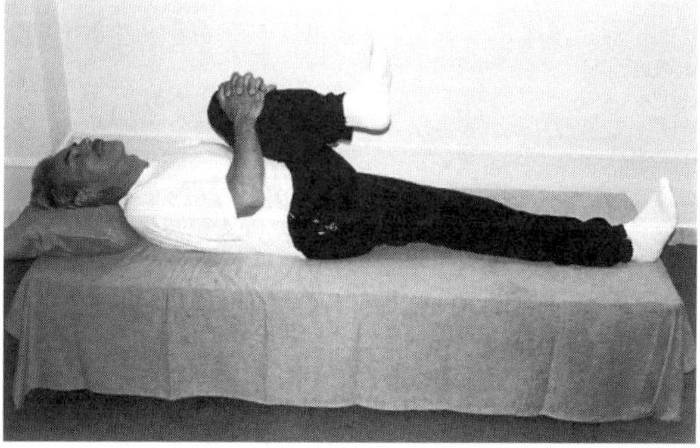

8. Deite-se de costas e flexione um joelho em direção ao peito e mantenha a outra perna o mais esticada possível.

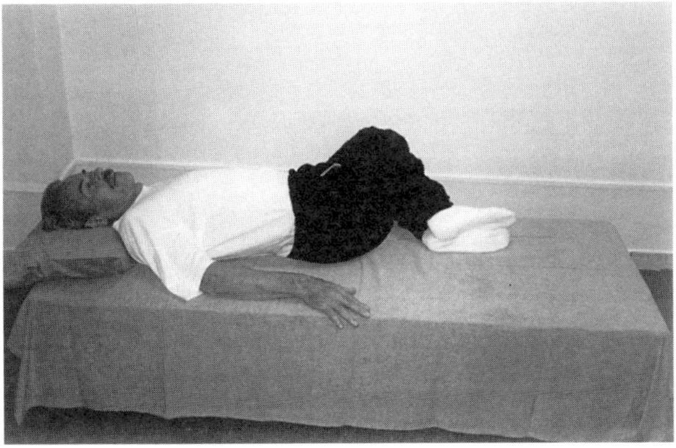

9. Deite-se de costas com os joelhos dobrados e os pés apoiados na cama. Estique os braços ao lado do corpo. Conserve os ombros parados e balance os joelhos de um lado para o outro. Tente tocar a cama com o lado da perna.

Saindo da cama

Existem várias maneiras de se levantar da cama. Se você tem dificuldade em sair da cama, procure seguir esta orientação. Mas lembre-se: é necessário prestar atenção enquanto faz os movimentos.

1. Vire-se para a lado direito e movimente as pernas para a beira da cama.
2. Coloque a palma da mão esquerda na cama.
3. Encoste o queixo no peito, levante a cabeça, empurre a mão esquerda e seu antebraço direito para sentar, apoiando-se no cotovelo.
4. Levante-se apoiando-se mais na mão direita.
5. Mova as pernas para fora da cama até sentar-se confortavelmente.

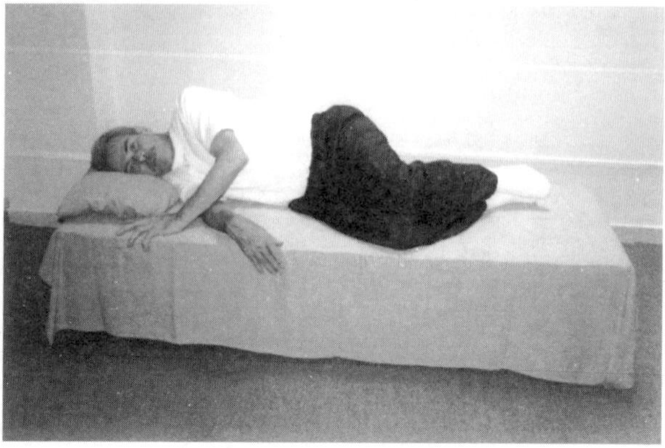

Se você precisar de ajuda, tente desta forma:

1. Movimente as pernas para a beira da cama.
2. Seu cuidador ficará em pé, de frente para você, do lado que você for levantar, neste caso, o direito. Ele apóia um joelho na cama e o outro, levemente fletido, com o pé firme no chão.
3. Ele coloca uma mão na sua nuca e a outra atrás do seu ombro direito.
4. Levante a cabeça e encoste o queixo no peito. Seu cuidador faz o mesmo e, conservando as suas costas retas, o levanta para sentá-lo na beira da cama e, simultaneamente, estica o joelho fletido para ter mais suporte.

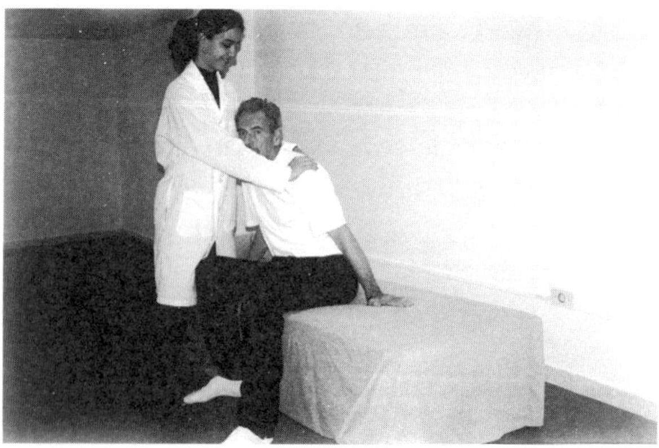

Exercícios que ajudam a sair melhor da cama

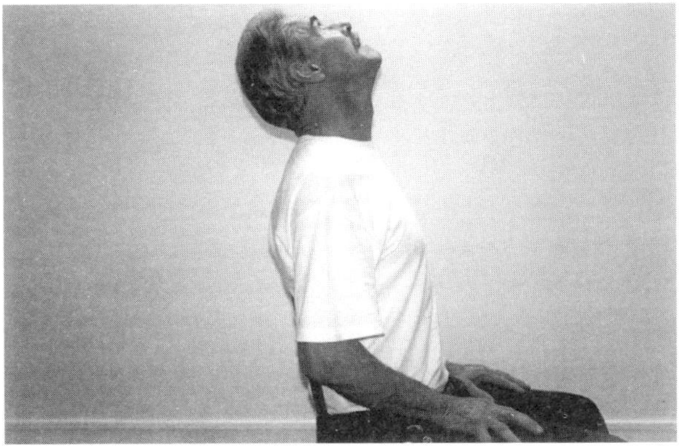

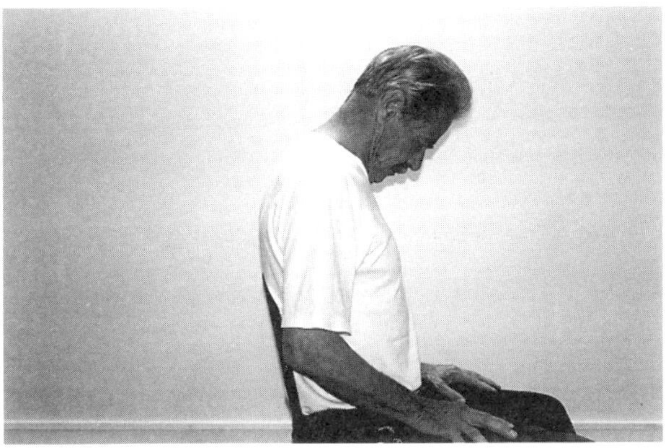

1. Levante a cabeça, olhando para o teto, e depois abaixe-a, encostando o queixo no peito, olhando para o chão.

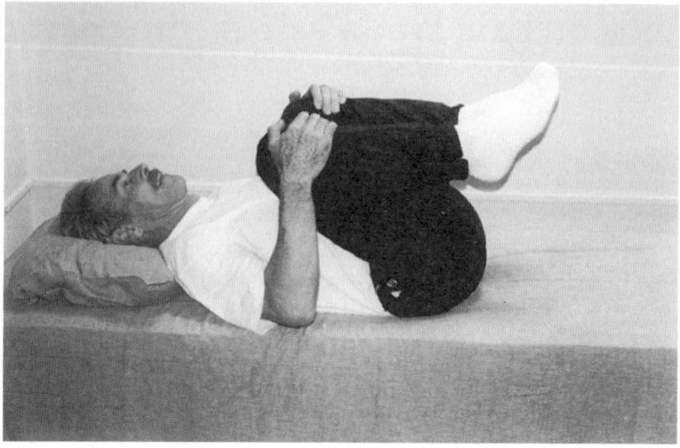

2. Deite-se de costas e flexione os dois joelhos, trazendo-os em direção ao peito. Estique lentamente até as duas pernas encostarem inteiramente na cama.

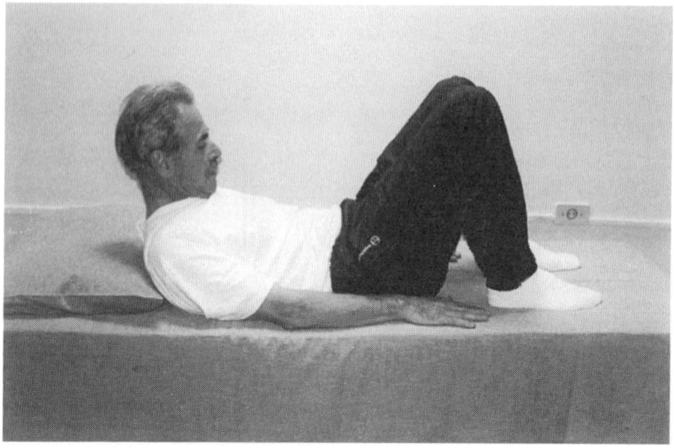

3. Deite-se de costas, com os joelhos fletidos e os pés apoiados na cama. Encoste o queixo no peito e levante lentamente a cabeça. Você perceberá que está exercitando os abdominais. Mantenha por volta de cinco segundos a cabeça levantada e abaixe lentamente.

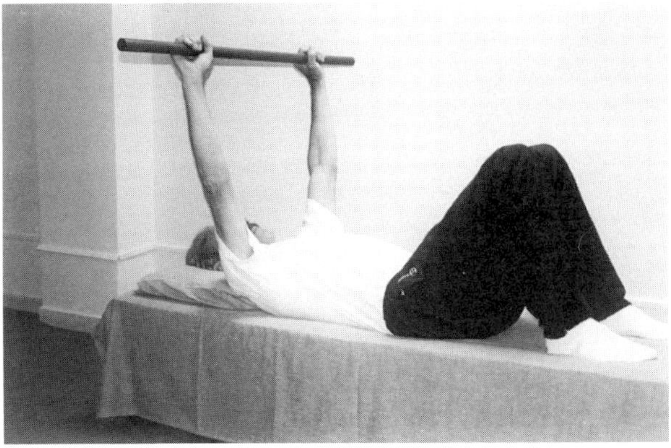

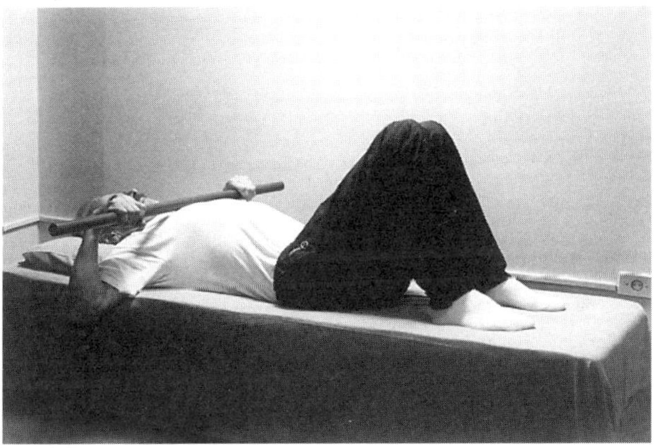

4. Deite-se de costas, com os joelhos fletidos e os pés apoiados na cama. Segure um bastão com as mãos e levante-o em direção ao teto. Dobre os cotovelos, trazendo-o em direção ao peito.

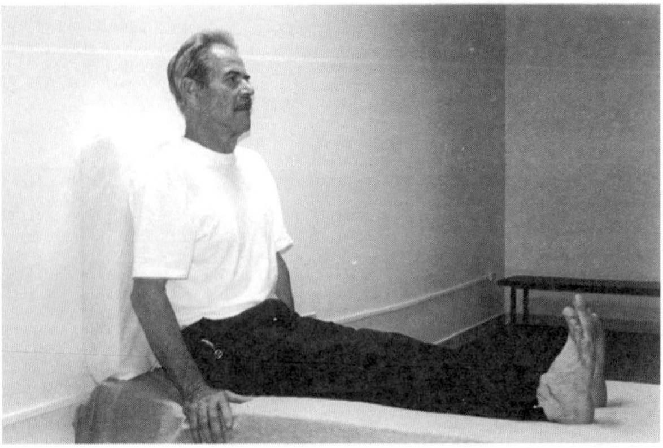

5. Sente-se com as pernas esticadas à frente e pressione o joelho em direção à cama. Tenha a certeza de que seu joelho encosta na cama.

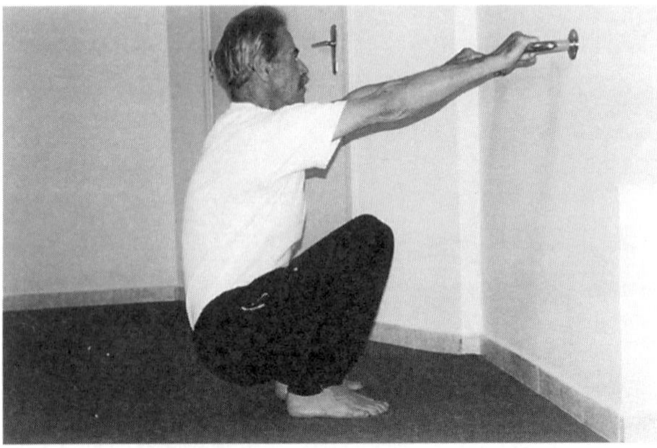

6. Fique em pé, com os pés separados e segurando em um suporte fixo. Flexione os joelhos até a posição de cócoras. Levante lentamente, sem inclinar o tronco para a frente.

Entrando na cama

Esta atividade ficou para o final, pois exige mais força muscular. Se você já estiver executando as anteriores, será capaz de tentar esta seqüência. Mas lembre-se: é necessário prestar atenção em cada fase.

1. Sente-se na beira da cama, perto do seu travesseiro. Assim, quando você se deitar, sua cabeça estará na posição correta e você não precisará mover-se para cima e para baixo na cama. Isto requer prática.

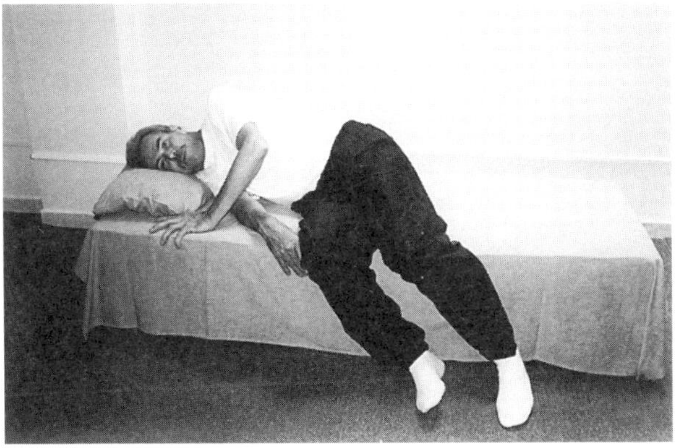

2. Coloque a cabeça no travesseiro, mantendo os pés no chão.

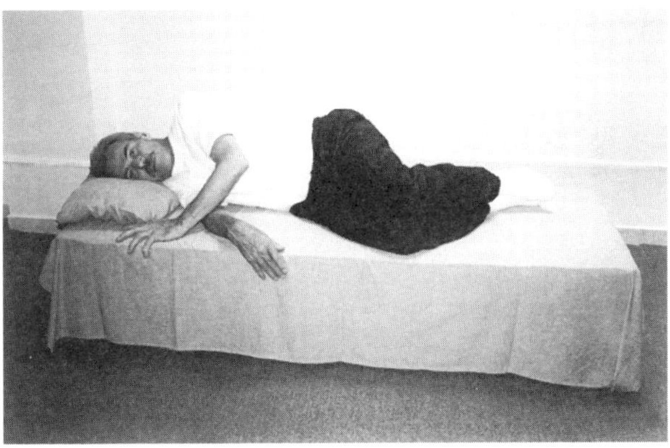

3. Agora coloque as pernas na cama.

Exercícios para entrar melhor na cama

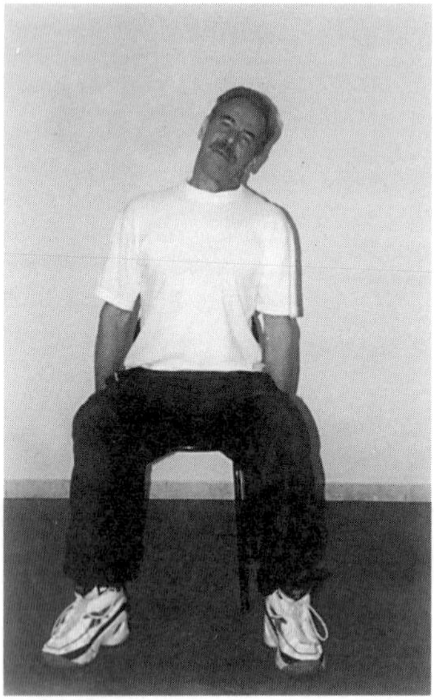

1. Incline a cabeça para o ombro direito e depois para o ombro esquerdo.

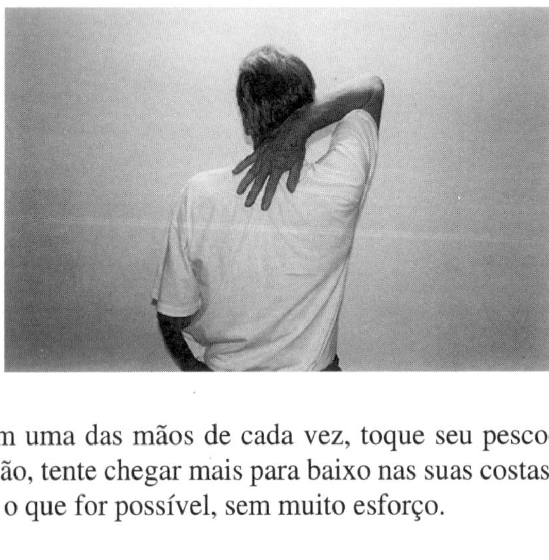

2. Com uma das mãos de cada vez, toque seu pescoço por trás. Então, tente chegar mais para baixo nas suas costas. Faça sempre o que for possível, sem muito esforço.

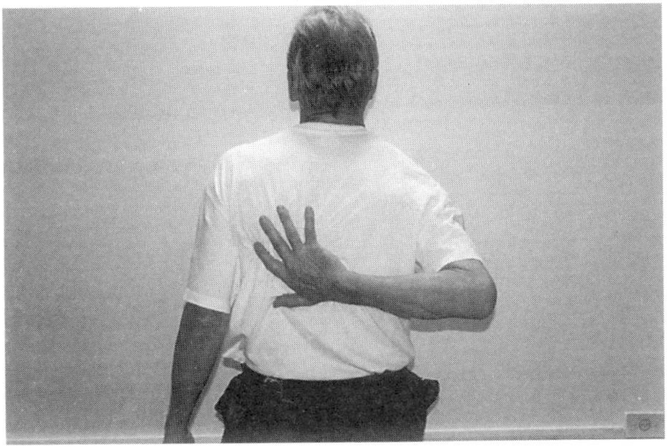

3. Coloque sua mão nas costas, na altura da cintura, e tente subir o máximo possível, dentro do seu limite.

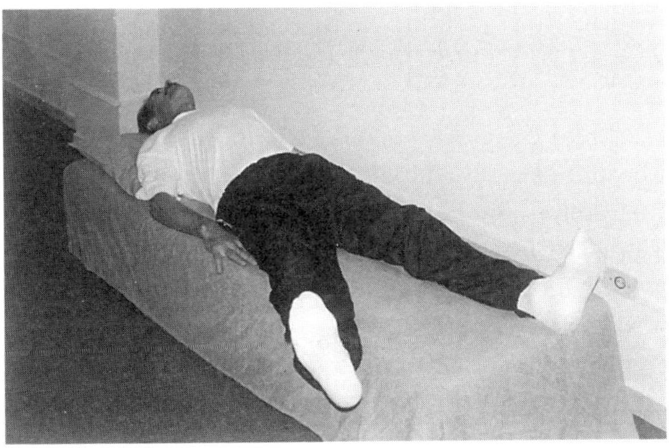

4. Movimentando uma perna de cada vez, abra uma delas para o lado, mantendo-a esticada o máximo possível. Depois, traga-a de volta ao centro.

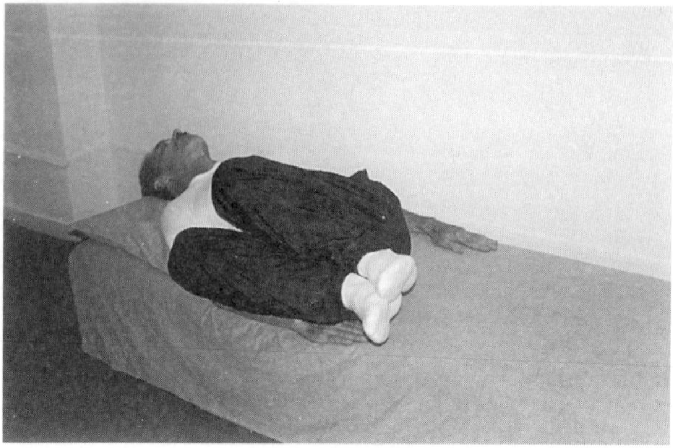

5. Deite-se de costas, flexione os dois joelhos, traga-os na direção do peito. Coloque os braços ao longo do corpo e depois rode os dois joelhos flexionados para a direita e depois para a esquerda.

Algumas sugestões para facilitar seu dia-a-dia

1. O trapézio e a barra podem ser comprados em lojas especializadas em equipamentos médicos. A barra colocada ao lado da cama poderá ajudá-lo a virar-se. Esta pode estar fixa na cama ou presa a uma parede, se a cama estiver convenientemente posicionada. É importante que estas barras estejam bem fixas.
2. Substitua as cobertas comuns por edredons mais leves e, se necessário, coloque a caixa de madeira citada, fazendo as cobertas passarem por cima delas.
3. Use meias para não deixar os pés escorregarem no lençol.
4. Um cordão preso na cama por cima dos cobertores pode ser útil para você segurar e puxar-se por intermédio dele e, dessa forma, virar e sentar com mais facilidade.
5. Para entrar e sair da cama é importante que ela esteja na altura adequada, ou seja, na altura dos joelhos. Se a cama estiver muito alta, peça para um marceneiro cortar os pés. Se estiver muito baixa, você pode colocar um suporte em cada pé. Se os suportes da cabeceira forem um pouco mais altos, será mais fácil entrar e sair da cama.

6. Uma comadre, papagaio ou cadeira sanitária poderão ser úteis durante a noite.
7. Uma luminária próxima à sua cama e uma luz noturna no caminho para o banheiro poderão aumentar a sua segurança.

Levantando-se da cadeira

Talvez você tenha dificuldade para se levantar da cadeira, principalmente se ela for baixa. Você pode resolver este problema levantando a altura do assento, colocando uma almofada firme em cima do assento, colocando a cadeira em cima de um bloco firme e não escorregadio, ou, ainda, levantando os pés de trás da cadeira.

Qualquer que seja o método escolhido, tenha muito cuidado para que a cadeira fique estável.

Procure concentrar-se e tente seguir esta seqüência:

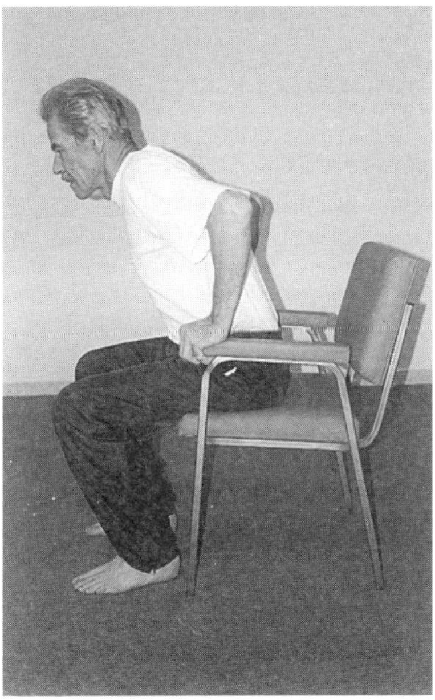

1. Movimente-se para a beirada da cadeira.
2. Coloque os pés no chão.

3. Separe bem um pé do outro (em torno de 15 cm).
4. Coloque as mãos nos braços ou no assento da cadeira.

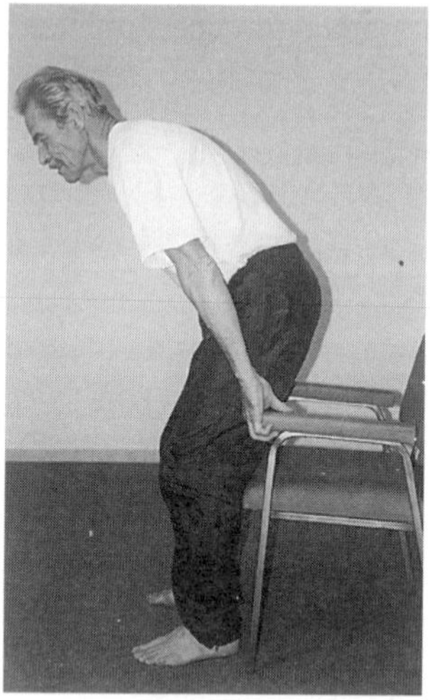

5. Incline-se o máximo que puder à frente do quadril. Isto é muito importante!
6. Pressione os pés no chão, empurre-se para a frente e para cima com os braços e levante-se. Se não conseguir na primeira vez, balance para a frente e tente novamente, até conseguir.

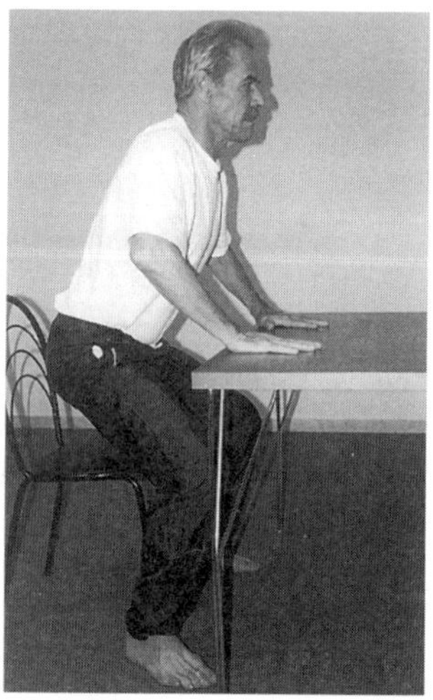

Se a cadeira estiver junto a uma mesa, você pode achar mais fácil apoiar as mãos, antebraços e cotovelos e empurrar-se para levantar.

Caso você precise de ajuda, repita os passos anteriores, mas de forma sincronizada com seu cuidador. Ele deverá estar ao seu lado, com uma das mãos na sua axila e a outra nas costas da cadeira, para se apoiar. Tente contar em voz alta:

1 – quando você inclina para a frente; e
2 – quando você tenta levantar.

Dessa forma, vocês agirão simultaneamente.

Sentando-se

Você já percebeu que, muitas vezes, quando vai de encontro a uma cadeira para sentar-se, antes mesmo de estar bem próximo dela, você se joga sobre ela, aumentando muito o risco de acidentes? Preste atenção nestas dicas:

1. Quando for caminhar em direção à cadeira, procure olhar para alguma coisa, mesmo que seja uma parede, que esteja atrás da cadeira. Isso o ajudará a se aproximar com mais facilidade.
2. Quando estiver bem próximo, vire-se de costas, até que seus joelhos toquem na cadeira.

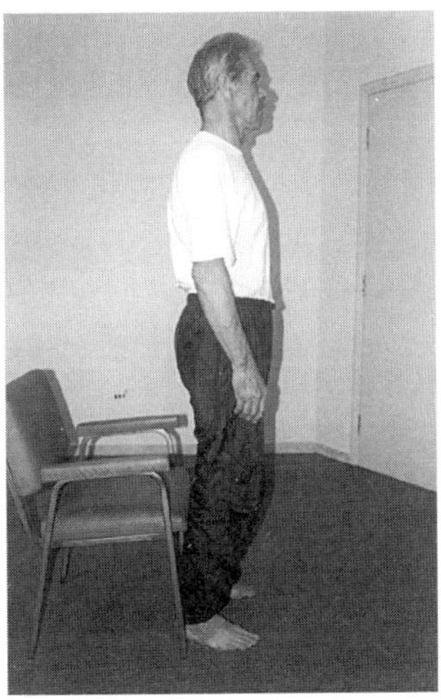

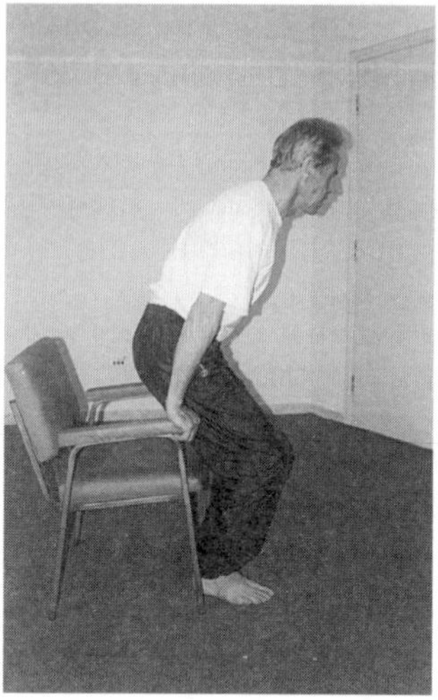

3. Coloque suas mãos nos braços ou no assento da cadeira, incline-se para a frente e, então, sente-se lentamente.

Exercício para sentar-se e levantar-se melhor:

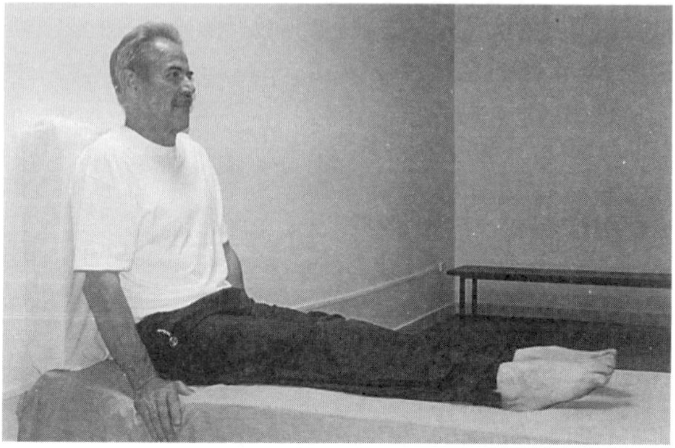

1. Sente-se na cama, próximo à cabeceira. Conservando as pernas esticadas, sem flexionar os joelhos, traga os pés em sua direção e depois alongue-os para longe de você.

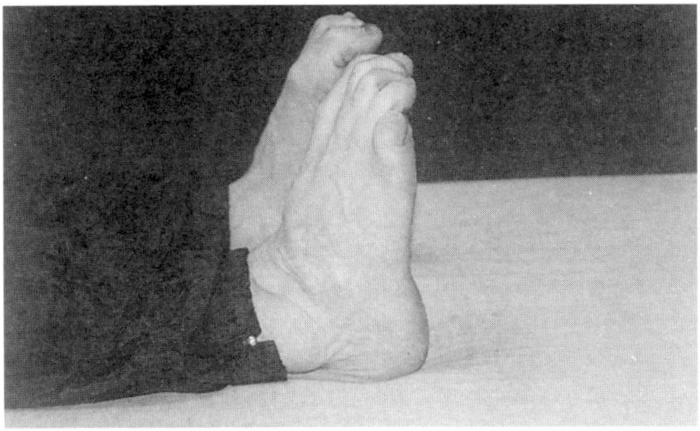

2. Agora flexione e estique os dedos dos pés, sem mexer os tornozelos.

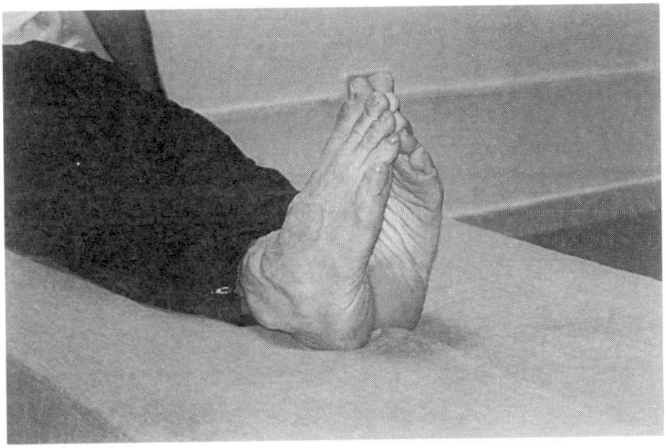

3. Conservando os joelhos esticados, vire os pés, um para o outro (sola com sola) e, depois, para fora.

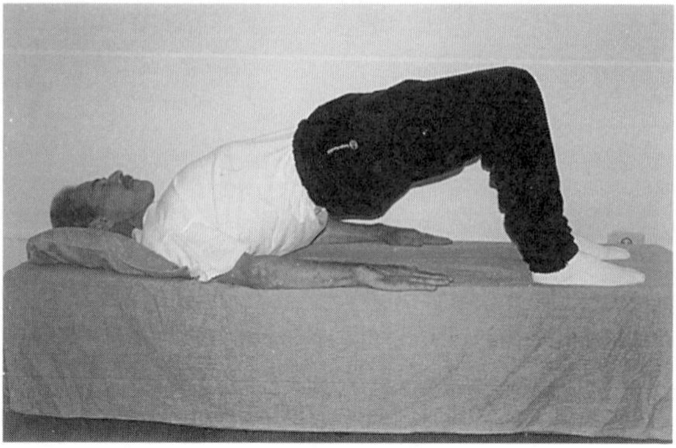

4. Deite-se de costas, com os braços ao lado do corpo, joelhos flexionados e pés apoiados na cama. Levante seu bumbum, esticando o quadril. Segure esta posição por aproximadamente cinco segundos e abaixe lentamente.

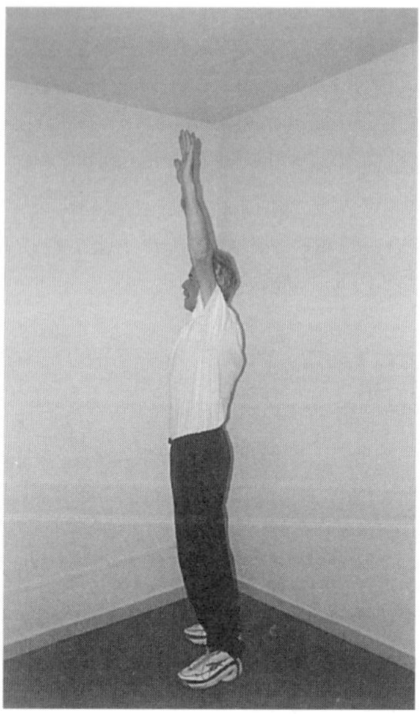

5. Em pé, com os pés bem separados, levante os braços bem esticados acima da cabeça, conserve os joelhos bem esticados e flexione o tronco para tocar seus pés.

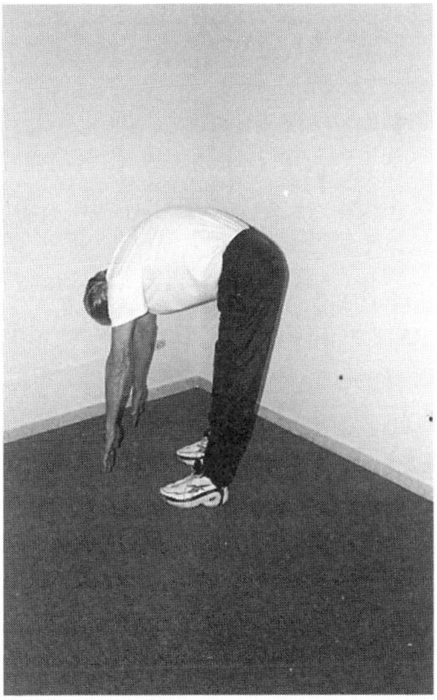

Atenção: Faça no seu limite de movimento, sem forçar! Retorne de forma lenta, com os joelhos ligeiramente dobrados. Se você tiver problemas de equilíbrio, escolha outro exercício.

Entrando no carro

Usando a seqüência anterior de sentar-se e levantar-se, veja, na figura a seguir, como fazer para entrar no carro. Observe que, após sentar-se, você roda o corpo para dentro do carro. Para sair basta fazer a seqüência inversa.

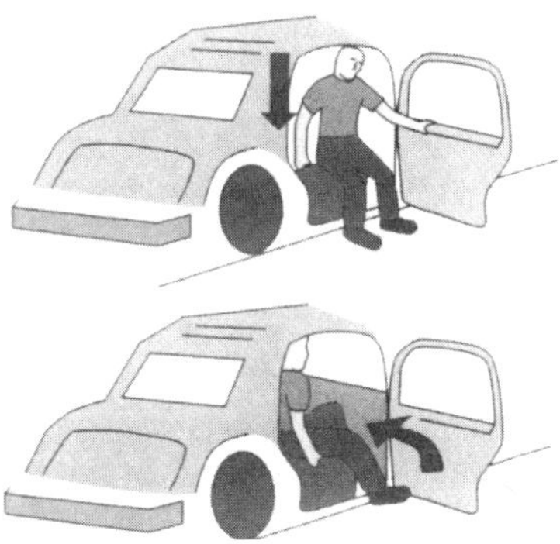

Postura

Talvez você não consiga perceber, mas, certamente, seus parentes e cuidadores devem ter notado que a sua postura está fletida. É importante que você preste atenção, principalmente quando estiver em pé ou fazendo alguma atividade.

Em frente ao espelho examine sua postura. Procure corrigi-la o máximo possível. Tente manter por alguns instantes. Veja como você consegue corrigi-la! Agora dê uma volta pela sua casa. Retorne em frente ao espelho e, provavelmente, sua postura voltou a ficar flexionada. Isso acontece porque o controle da postura é automático. Entretanto, com esta experiência você aprendeu que pode mantê-la ereta por algum tempo, o que é muito importante para algumas atividades diárias, como vestir-se, por exemplo. Mas se você não estiver se alongando freqüentemente, os músculos posturais se encurtarão, pela tendência de ficar flexionados e, com o tempo, as articulações perderão a amplitude dos movimentos. Portanto, alongue-se!

1. Procure deitar-se de bruços meia hora por dia. Com esta posição você irá alongar os músculos do quadril e dos joelhos.
2. Em pé contra uma parede, procure alongar-se o máximo possível até encostar na parede o calcanhar, os joelhos, a coluna, as omoplatas e a cabeça.

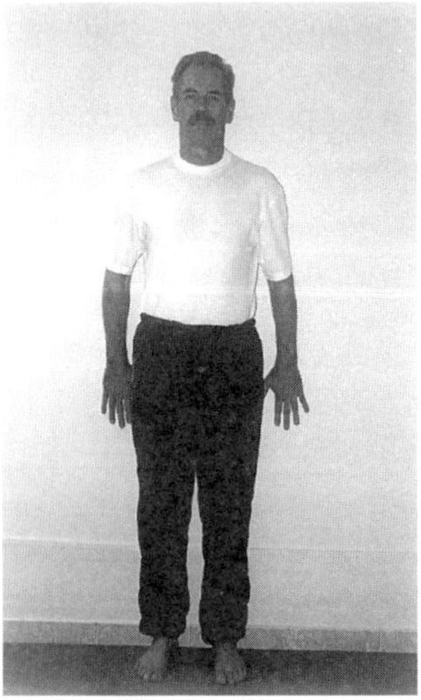

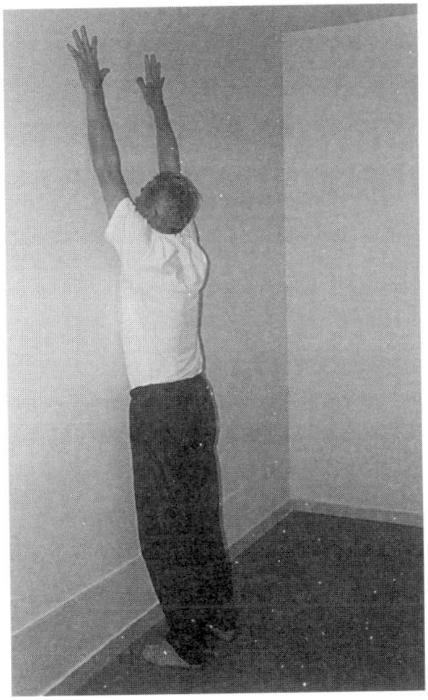

3. Em pé, de frente para a parede e alguns centímetros longe dela, alongue-se o mais alto que puder com as palmas das mãos encostando na parede e subindo por ela. Olhe para as mãos enquanto faz o movimento. Quando tiver se alongado o máximo possível, procure manter esta posição por alguns segundos e, então, relaxe devagar.

Se você sentir dificuldade em alongar algum músculo ou sentir dor, saiba que existem vários métodos eficazes utilizados pelo fisioterapeuta, que poderão ajudá-lo. Converse com seu médico sobre isso!

Tremor

O tremor pode interferir em algumas atividades, como comer, beber, vestir-se, entre outras. Tente esta técnica: pressione seu cotovelo afetado do lado do corpo para estabilizar o braço. Então, faça o movimento necessário, o mais rápido possível, com a sua mão.

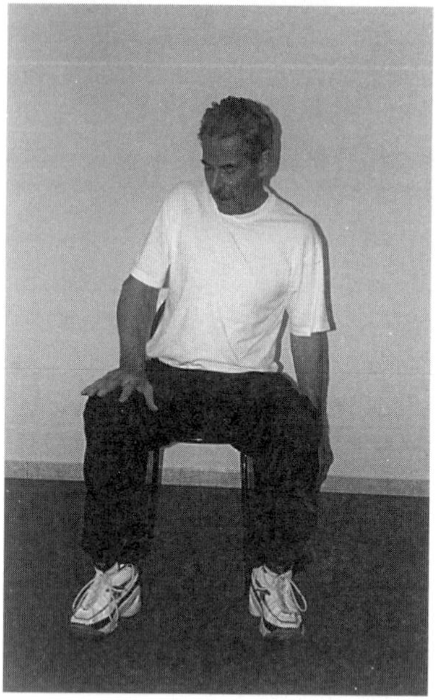

Vestir-se

Vestir-se e despir-se podem ser atividades cansativas, e se você não se sentir seguro para fazê-lo em pé, é melhor sentar-se na cama ou em uma cadeira com apoio para os braços. Tenha uma barra de apoio fixa para movimentar-se melhor quando tiver de ficar em pé.

A temperatura do ambiente deve estar agradável, e as roupas devem ser previamente preparadas. Aproveite para vestir-se enquanto o medicamento estiver fazendo bom efeito.

Existem algumas facilidades que podem ser acrescentadas em alguns tipos de roupas. Para mulheres, vestidos abertos na frente ou saias com elásticos na cintura; para os homens, agasalhos do tipo "abrigos para esporte" e gravatas presas com elásticos são mais fáceis de usar. Roupas com botões grandes podem ser mais convenientes; mas se isso ainda for um problema, tente colocar velcro, principalmente nos pijamas, uma vez que é comum haver mais dificuldades durante a noite.

Sapatos presos com velcro ou os que não precisem ser amarrados são mais recomendados. Apoiar os pés em um banquinho pode facilitar a colocação de calças e meias. Além disso, existem no mercado dispositivos que ajudam a colocação de meias e calçadeiras de cabo longo.

No banheiro

No banheiro a segurança deve ter prioridade!

É aconselhável a colocação de tapetes antiderrapantes nas banheiras ou no chuveiro. Algumas banheiras mais modernas têm revestimento antiderrapante. Para se levantar, é mais seguro a colocação de uma barra fixa na parede mais próxima. Se necessário, pode ser colocado um banco no interior da banheira.

O banho de chuveiro é a melhor opção, inclusive com a possibilidade de se usar o chuveirinho. Para aumentar a segurança, você pode tomar banho sentado em uma cadeira, tendo o cuidado de apoiá-la em piso antiderrapante. A colocação de uma barra no interior do boxe pode facilitar.

Algumas pessoas apresentam dificuldade para se sentar e levantar-se do vaso sanitário. Se for o seu caso, é possível a colocação de uma barra na parede mais próxima ou a instalação de um acessório, já disponível no nosso mercado, que aumenta a altura do vaso e já vem com barras de apoio anexas.

Para os homens, o uso de barbeadores elétricos pode ser mais seguro. Atividades como barbear-se, pentear os cabelos e escovar os dentes ficam mais fáceis se você se sentar em uma cadeira próxima à pia e ao espelho.

Escovas de banho de cabo mais longo ou com fixadores para a mão caem menos no chão e facilitam o banho. Prefira usar sabonetes líquidos ou faça uma luva de pano com um local para fixar o sabonete. Deixe o xampu, escovas e sabonetes em lugares de fácil acesso.

Observe o desenho abaixo:

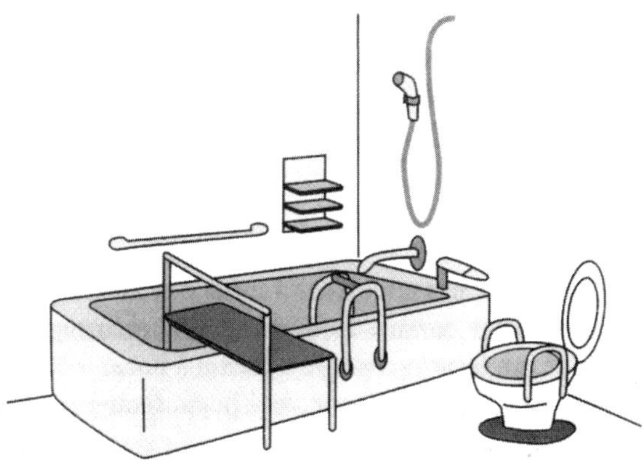

Na cozinha

Talvez você tenha de reorganizar a sua cozinha!

O chão deve estar livre de objetos soltos para que você possa se movimentar livremente, sem risco de tropeçar.

Algumas atividades, como descascar legumes, lavar pratos e passar roupas podem ser feitas na posição sentada.

O preparo dos alimentos deve ser realizado quando você estiver se sentindo melhor. Caso você não esteja bem para cozinhar, é interessante manter em casa um estoque de alimentos já prontos como latarias, alimentos instantâneos ou congelados.

O local de trabalho deve estar preparado para que você não precise se movimentar o tempo todo. Você pode colocar uma superfície entre o fogão e a pia para escorregar as panelas e não ter de carregá-las. Um carrinho pode ser útil para o transporte das louças. Instale prateleiras próximas à área de trabalho para a colocação de itens utilizados freqüentemente.

Alguns acessórios modernos podem facilitar o seu trabalho, como multiprocessadores, centrífugas e abridores de garrafas. Alguns destes abridores podem ser fixados à parede.

Utilize utensílios inquebráveis e trabalhe em cima de uma superfície antiderrapante ou sobre um pano úmido.

A dificuldade em levantar potes e panelas pesados podem ser solucionadas de várias maneiras. A água pode ser transferida por um pequeno jarro ou por uma mangueira curta. Para escorrer vegetais, utilize um escorredor que vá dentro da panela de pressão e possa ser retirado quando o alimento estiver pronto.

Faça um planejamento de suas compras. Prefira os supermercados que façam entregas em domicílio, e procure fazer suas compras em horários de menor movimento.

Alimentação

O tremor pode aumentar nas atividades à mesa e causar alguns inconvenientes, como derrubar a comida do prato, deixar escorregar o próprio prato e dificuldade em levar o copo ou a xícara à boca.

Isso pode ser resolvido com xícara que você possa fixar às mãos. Se houver dificuldade em levá-la à boca, use canudos flexíveis. Para a comida não cair do prato é melhor que suas bordas sejam mais altas. Considere também o uso de toalhas antiderrapantes.

Você pode adquirir talheres com cabos adaptados ou engrossá-los com uma cobertura de espuma.

Em lojas especializadas é possível adquirir esses acessórios. Veja as ilustrações:

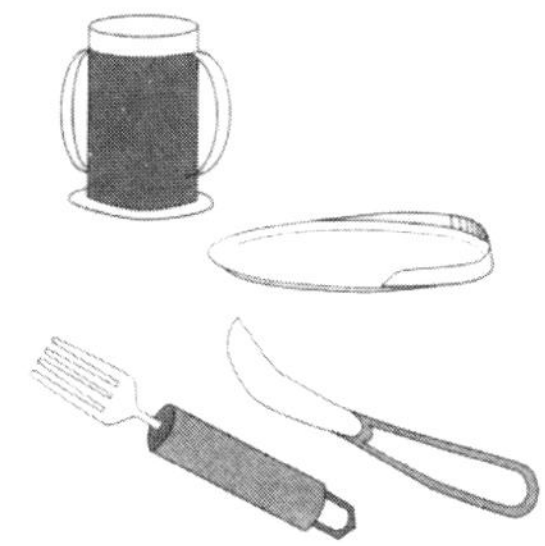

Marcha

Caminhar diariamente e aumentar a distância percorrida de forma gradual é um excelente exercício. Porém, esta pode ser uma das grandes dificuldades de quem tem doença de Parkinson.

Prestar atenção enquanto caminha é uma regra a ser sempre lembrada. Caso contrário, é muito provável que ocorram duas alterações da marcha, conhecidas como *festinação* e *congelamento* (*freezing*).

Você pode começar a caminhar normalmente, mas após alguns passos, pode ser que estes se tornem pequenos, e o corpo tenderá a cair para a frente. Sem perceber, começa-se a caminhar mais rapidamente. Esta é a festinação.

Entretanto, se você sentir os pés presos no chão, sem conseguir reiniciar a marcha, você está tendo o congelamento.

Se, durante a marcha, você sentir que começa a ter alguma dessas alterações, é melhor parar e concentrar-se nestas instruções:

1. Coloque os calcanhares firmemente no chão.
2. Corrija a postura, deixando-a o mais ereta possível, com os pés bem separados.
3. Pense firmemente em colocar o calcanhar de um dos pés à frente. Depois, apóie a ponta deste pé. Levante o outro pé e

repita o mesmo processo. Procure falar em voz alta: "calcanhar, calcanhar" ou "passo grande, passo grande".

Se você estiver junto com o seu cuidador, ele poderá ajudá-lo a seguir estas etapas falando em voz alta, como um comando. É melhor que ele esteja a seu lado para não prejudicar o equilíbrio.

Mudando a direção da marcha

Para mudar a direção da marcha, nunca rode sobre um dos pés ou cruze suas pernas, como se faz automaticamente, pois você poderá perder o equilíbrio. Tente desta maneira: retorne fazendo um semicírculo, com os pés bem separados. Em outras palavras, *vire sempre caminhando para a frente.*

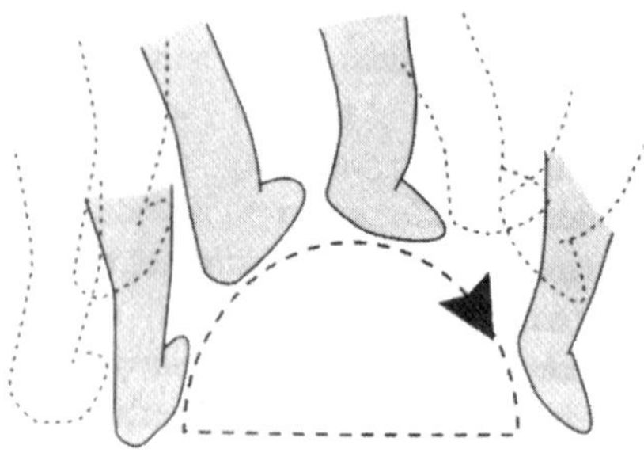

Congelamento

Este pode ocorrer quando você começa a caminhar bem como quando se aproxima de um espaço estreito, como uma porta, ou quando muda de um tipo de piso para outro, por exemplo, de carpete para chão liso. Neste momento, seus calcanhares não tocam o chão, seus joelhos flexionam-se e você se inclina para a frente.

Não tente mover seus pés, pois você ficará mais instável. Experimente uma destas seqüências:

1. Quando perceber que está congelando, pare, coloque seus calcanhares no chão, endireite seus joelhos e fique o mais ereto possível. Talvez fique mais fácil se você falar em voz alta:

"calcanhar para baixo, joelho reto e corpo ereto". Atenção para não se inclinar para trás quando abaixar o calcanhar.

2. Você pode tentar outras técnicas, mas inicie sempre colocando o calcanhar no chão.
3. Tente flexionar o joelho e, então, dê um passo colocando o calcanhar no chão.
4. Marche no lugar até sentir que você pode caminhar para a frente. Então, dê um passo, colocando o calcanhar primeiro.
5. Coloque um pé para trás. Então, puxe-o para a frente, colocando o calcanhar primeiro.
6. Balance o corpo de um lado para o outro até sentir que está pronto para se mover. Dê um passo à frente, colocando o calcanhar primeiro.

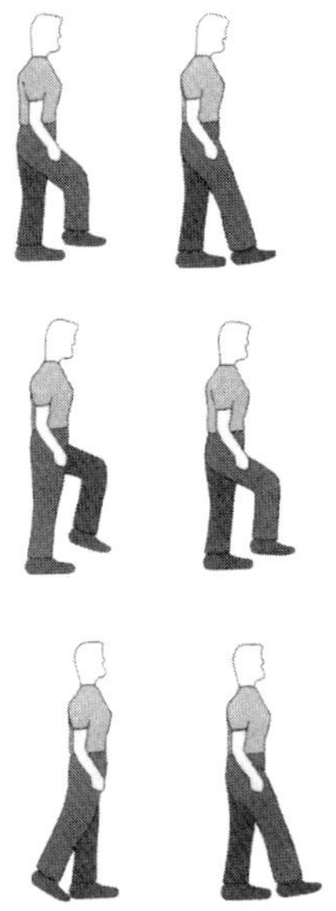

7. Se você estiver caminhando em uma calçada, coloque o pé ultrapassando as linhas das emendas desta calçada. Este é um estímulo visual que o ajuda a prestar atenção na marcha. Dentro de casa, você pode colocar fitas aderentes no chão para criar estas imagens visuais. Pode ser a solução para o caminho que vai do seu quarto até o banheiro, por exemplo.

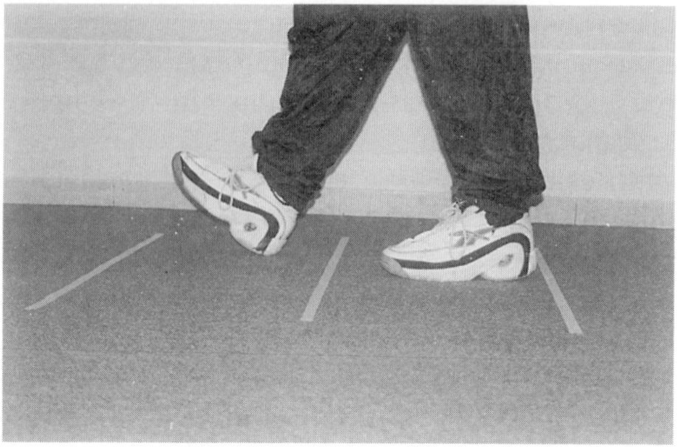

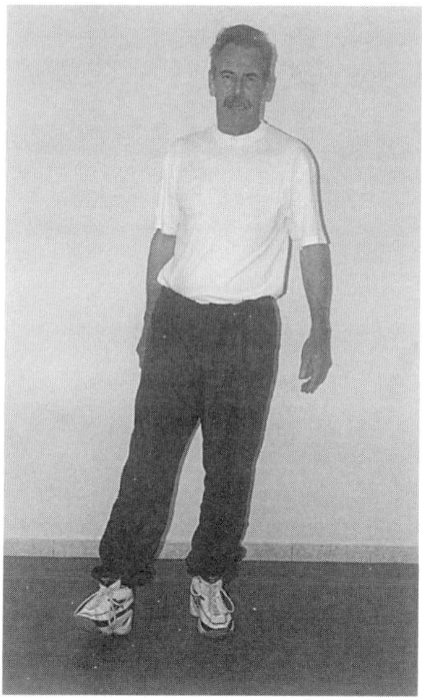

É comum que uma técnica seja eficaz por um período, mas, depois de um tempo, não produza o mesmo resultado. Neste caso, você deve tentar outra técnica.

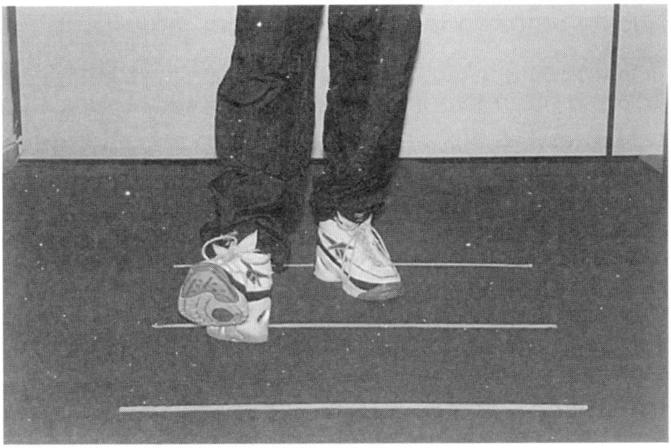

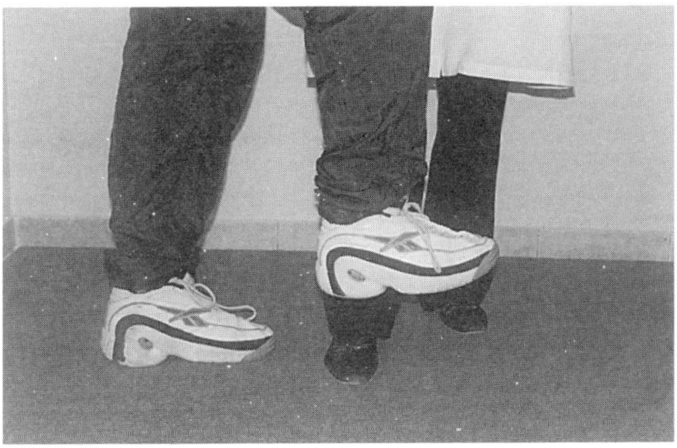

Seu cuidador poderá ajudar, colocando o pé dele na frente do seu, para que você tenha de ultrapassá-lo e recomeçar a caminhar. Levante bem o pé para não tropeçar.

Levantando-se do chão

Se o equilíbrio estiver alterado, você pode eventualmente cair. Neste caso é importante que você aprenda a levantar-se do chão, em especial se estiver sozinho. Nos primeiros minutos após a queda é possível que seu tremor e rigidez aumentem. Neste caso, espere alguns minutos para se recompor e então:

1. Olhe ao redor do local e procure um móvel bem firme, como uma cadeira ou cama, que você possa usar como suporte.
2. Mova-se até o suporte que você escolheu e posicione-se para que seu lado mais forte fique apoiado nesse suporte.
3. Usando seu antebraço e mão, puxe-se para cima até ficar de joelhos paralelo ao suporte.
4. Flexione o joelho, do mesmo lado que você está apoiado, e coloque este pé firmemente no chão.
5. Empurre firmemente seu pé e os braços até levantar-se o suficiente para se sentar no suporte.
6. Empurre-se com segurança e descanse antes de tentar levantar-se.

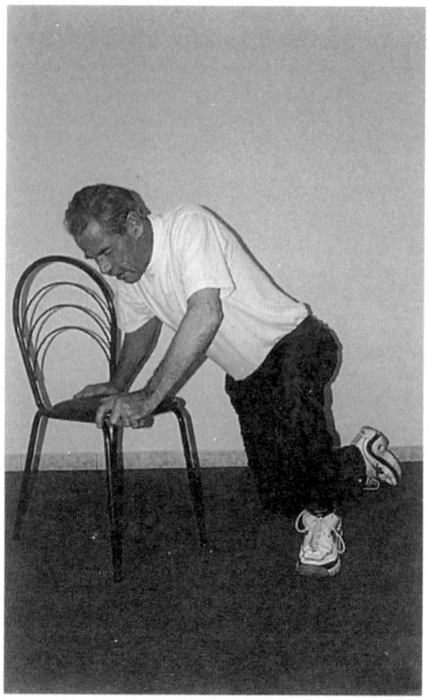

Se o seu cuidador estiver com você, ele pode ajudá-lo trazendo um suporte para você tomar impulso e sentar-se.

Se você estiver sozinho e não conseguir se levantar, procure manter-se aquecido, calmo e espere alguém chegar.

Estas são algumas das técnicas mais conhecidas para algumas dificuldades comuns. Talvez elas não se adaptem a seu caso, principalmente quando existem outras doenças associadas. Nesse caso, procure um profissional especializado que por certo avaliará suas dificuldades e lhe indicará algumas soluções.

Não aceite a dependência! Uma parkinsoniana inglesa, chamada Minerva Math, sugere, por experiência própria, que o lema deve ser: "Adaptação sim, rendição jamais". Procure seguir este conselho.

Escolha também alguns dos exercícios específicos a seguir para fazer diariamente:

Exercícios para as mãos

1. Ponha uma de suas mãos em cima da mesa, palma para baixo. Estique e abra os dedos desta mão e pressione-a firmemente contra a mesa. A outra mão deverá deslizar por cima, massageando e esticando a mão que está sobre a mesa. Quando achar que é suficiente, inverta as mãos.

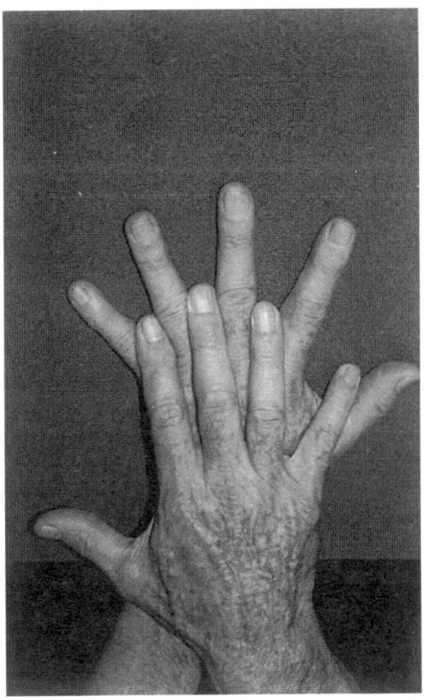

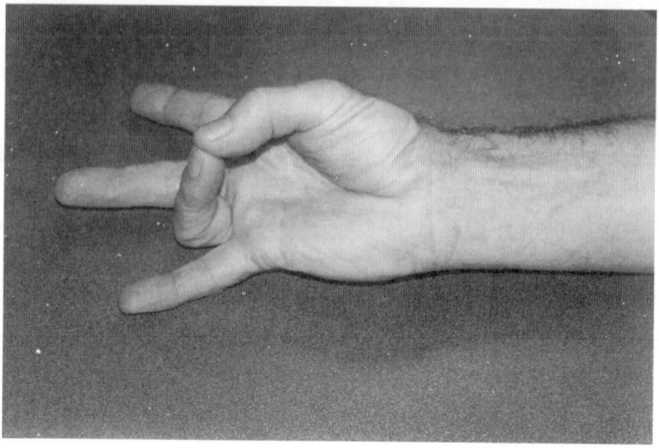

2. Vire a palma da mão para cima. Agora movimente o polegar, através da palma, para tocar o dedo mínimo. Então, traga o polegar de volta. Continue tocando cada dedo com o polegar e trazendo-o de volta.

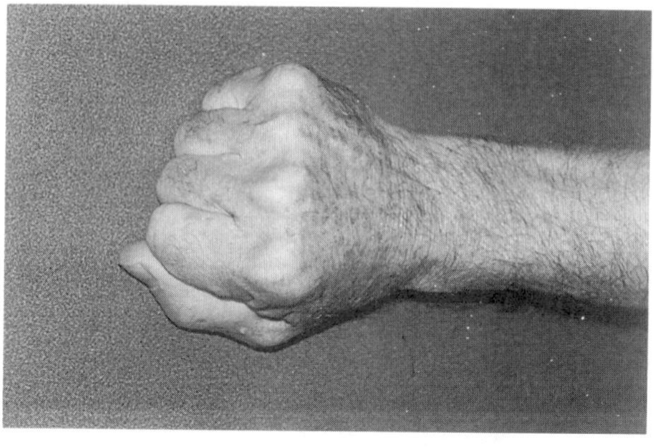

3. Feche sua mão, com a força que você puder. Em seguida, estique o máximo possível.

Lembre-se: o melhor exercício é usar as mãos o máximo que você puder durante as suas atividades da vida diária e em algum passatempo de sua preferência.

Exercícios faciais

1. Contraia a face com força. Em seguida, levante as sobrancelhas.
2. Feche bem os olhos. Depois abra-os o máximo possível.

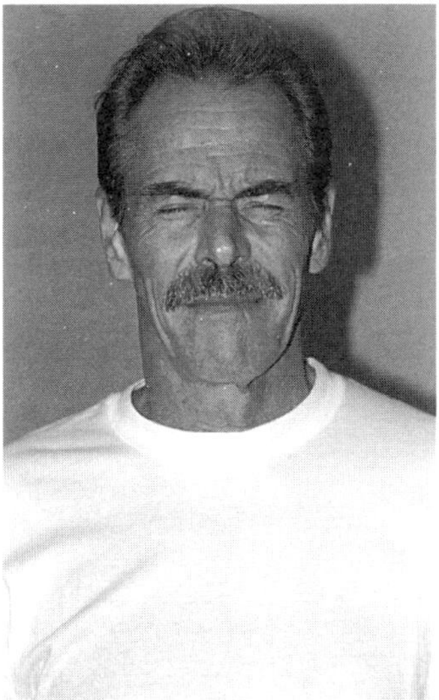

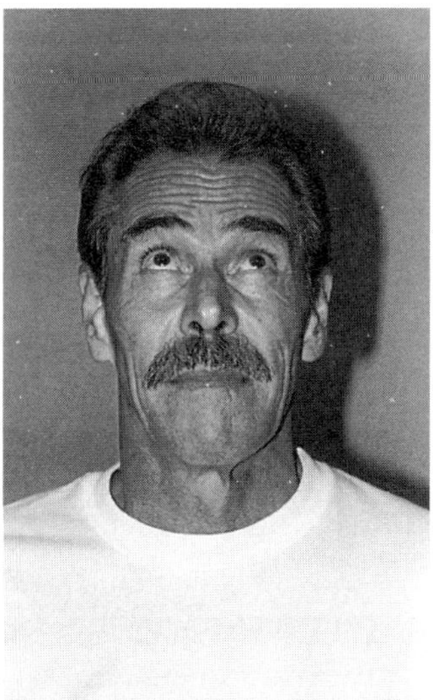

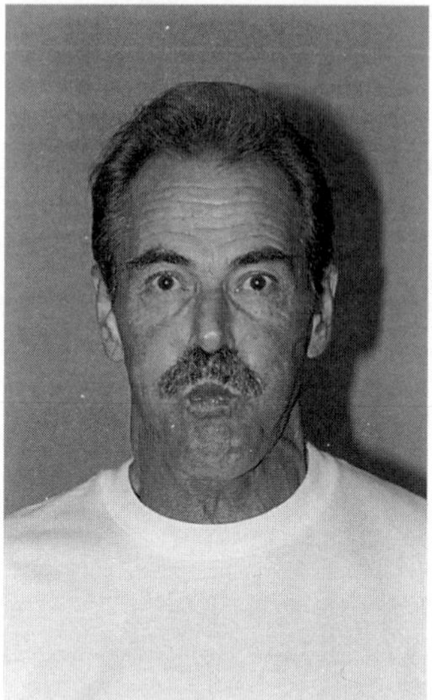

3. Encha as bochechas com ar.

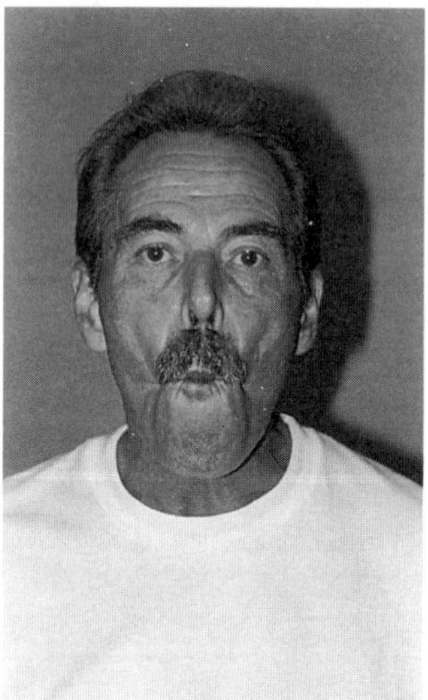

4. Agora, chupe-as para dentro.

Exercícios respiratórios

Os exercícios respiratórios podem ser usados nos intervalos dos demais como forma de descanso. Nesse caso, poderão ser feitos na mesma posição em que você já estiver. Mas eles podem também ser usados como relaxamento, especialmente nas horas em que você não estiver se sentindo bem. Assim, procure posicionar-se corretamente, como já descrito, nas posições laterais ou de costas. Uma música suave e pouca luz é aconselhável.

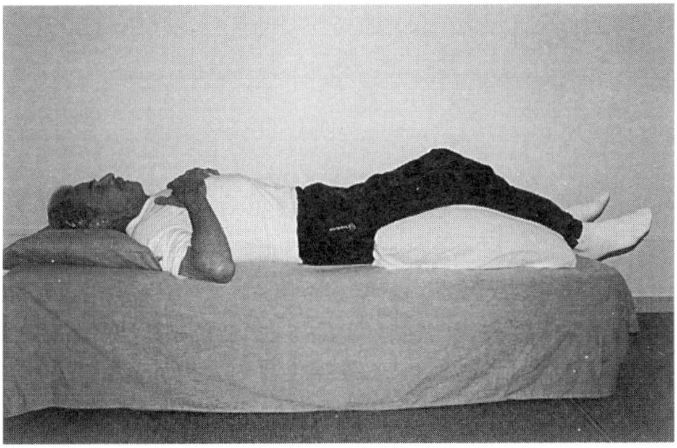

1. Coloque as mãos no peito e inspire profundamente pelo nariz. Prenda o ar por alguns instantes. Solte o ar pela boca o mais devagar possível. Então, relaxe e solte os braços ao lado do corpo. Repita algumas vezes.
2. Repita este exercício, porém, colocando as mãos nas costelas laterais, pouco acima da cintura. Faça algumas vezes.
3. Agora coloque as mãos na sua barriga, imediatamente abaixo do final das costelas. Inspire profundamente pelo nariz. Solte lentamente pela boca. Repita algumas vezes.

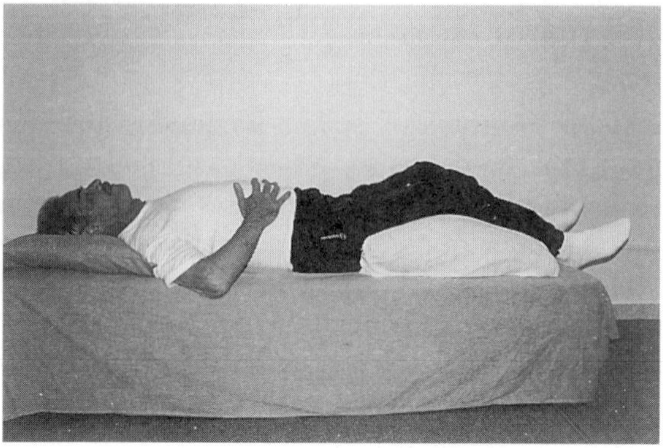

4. Novamente coloque as mãos na barriga, sendo que desta vez, na altura do umbigo. Repita algumas vezes a mesma respiração.

Atenção: se você fizer toda esta seqüência dos exercícios respiratórios, repita cada um no máximo por três vezes.

Conversando com o cuidador

Como parente e/ou cuidador de um parkinsoniano, é importante que você saiba que sua atitude e o tipo de ajuda que você oferece será muito importante no comportamento dele em relação à sua deficiência.

Este é um assunto delicado, pois cada um terá suas próprias expectativas e necessidades, mas, de modo geral, é importante que ele se mantenha independente.

Alguns cuidadores procuram fazer tudo o que podem para seus amigos e parentes, em especial quando presenciam alguma dificuldade. Entretanto, raramente essa é a melhor opção, pois na maioria das vezes pequenos ajustes podem ser suficientes.

Por outro lado, quando o grau de dificuldade for muito acentuado, a falta de ajuda não é um comportamento sensato e pode contribuir para causar desapontamento e depressão.

A melhor atitude será prover vigilância constante, manter-se informado, procurar um grupo de apoio e, dependendo da situação, abrir a possibilidade de o parkinsoniano pedir ajuda se ele sentir necessidade.

Seu encorajamento e participação são muito importantes! Estude as páginas anteriores, incentive-o a começar os exercícios e colabore com a adaptação do ambiente.

Você poderá ajudá-lo, especialmente, quando ele estiver "congelado" ou quando a medicação estiver no final do efeito. Nessas situações, pode ser necessária ajuda física ou verbal para a obtenção do melhor resultado com o menor esforço.

É muito importante, também, que você se cuide! Reserve um tempo para você! Naturalmente, se você estiver muito cansado e estressado, não será bom para você nem para o paciente.

Quando for ajudá-lo, lembre-se:

1. Posicione-se perto da pessoa, pois, se necessário, você poderá usar o seu corpo como suporte.
2. Fique com os pés separados no momento da ajuda, para ter mais estabilidade.
3. Quando for abaixar-se, flexione os joelhos — nunca as costas. Muitos problemas de coluna ocorrem neste momento. A força deverá se concentrar nas suas pernas.

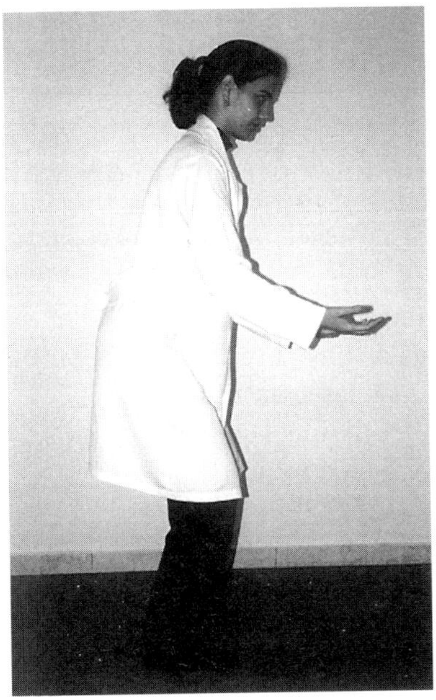

4. O apoio deve ser feito com a palma da sua mão, pois seus dedos poderão machucar o paciente.

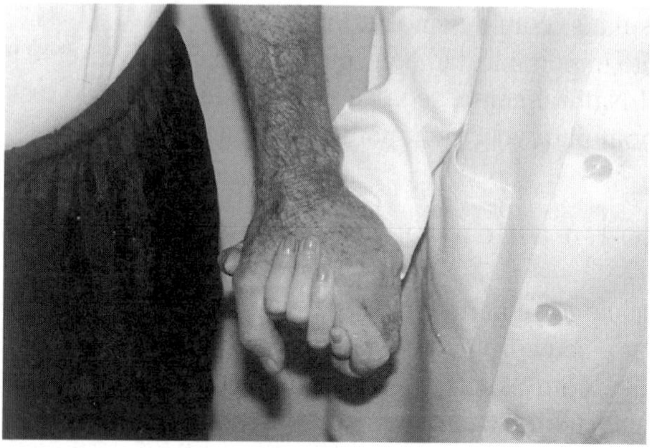

5. Providencie para que os objetos necessários estejam próximos à sua mão no momento da ajuda.
6. Procure coordenar a sua ação com a da pessoa que você está ajudando. Contar em voz alta poderá ajudar a sincronizar as ações. Às vezes, não se consegue na primeira tentativa, mas com o treino vocês alcançarão o objetivo!

Quanto à fisioterapia, paramos por aqui! Mas, lembre-se:

- atenção e concentração;
- não faça mais de uma atividade por vez;
- exercite-se, mas também descanse;
- consulte um profissional da sua confiança;
- sempre existirá uma solução!

Bom trabalho!

Leituras recomendadas

BIENFAIT, M. *Os desequilíbrios estáticos.* 1ª ed., São Paulo, Summus, 1995.

CLAPCICH, J., GOLDBERG, M. & WALSH M. S. *Be independent — A guide for people with Parkinson's disease.* The American Parkinson Disease Assotiation, Inc.

SUE, F.; ALISON, P. & ALISON, B. *Living with Parkinson's disease.* Londres, Parkinson's Disease Society, 1982.

GERSTEN, J. W. Reabilitação em doenças degenerativas do sistema nervoso central. In: KOTTLE, F. J.; STILLWELL, G. K & LEHMANN J. F. (eds.) *Krusen. Tratado de Medicina Física e Reabilitação.* 3ª ed. Manole: São Paulo, 1986.

KINSMAN, R. et al. The role of physiotherapist and parkinson Patient. *Care of the Elderly*, 2 (3): 103, 1990.

SITTA, M. I., & SITTA, M. C. Efeito do Planejamento Motor na Independência da Marcha dos Pacientes com Doença de Parkinson. Anais do XI Congresso Brasileiro de Geriatria e Gerontologia, Rio de Janeiro, 1997, p. 37.

__________. Importância da Reeducação Postural Precoce nos Pacientes com Doença de Parkinson. Anais do XI Congresso Brasileiro de Geriatria e Gerontologia, Rio de Janeiro, 1997, p. 71.

SOUCHARD P. E. *Reeducação postural global: método de campo fechado.* 2ª ed., São Paulo, Ícone, 1990.

5

Voz, fala e deglutição

Denise Knoop
Marina Padovani

A fonoaudiologia é a ciência que estuda os distúrbios da comunicação e compreende as áreas de audição, linguagem, voz, articulação e deglutição, entre outras.

Na doença de Parkinson costuma-se encontrar alterações em três dessas áreas: na voz, na articulação e na deglutição. Para que se possa compreender melhor a natureza dessas alterações e seu impacto na comunicação do dia-a-dia, iremos primeiramente descrever o mecanismo normal de cada uma dessas funções. Assim, as alterações decorrentes da doença poderão ser entendidas de forma mais fácil e clara.

A voz

A voz é um dos principais meios que utilizamos para nos comunicar. Sua produção ocorre na laringe, que é um tubo localizado no pescoço, onde se encontra o chamado "pomo-de-adão". Dentro da laringe encontram-se as pregas vocais, conhecidas antigamente como cordas vocais. As pregas vocais são duas dobras de músculo revestidas por mucosa, a mesma pele fina que reveste a boca, posicionadas horizontalmente no tubo da laringe.

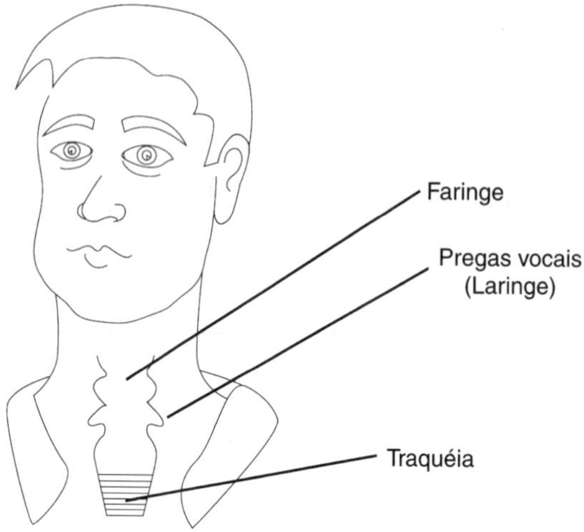

Figura 1 Esquema representando a posição da laringe e pregas vocais no pescoço

O mecanismo de produção da voz inicia-se a partir de um comando cerebral que ativa os nervos da musculatura da laringe e as pregas vocais. Quando inspiramos, as pregas vocais abrem-se para que o ar entre nos pulmões; quando expiramos, elas se fecham, controlando a saída de ar. O ar que sai dos pulmões fica acumulado abaixo das pregas vocais, fazendo com que elas vibrem em ciclos muito semelhantes uns aos outros. Quanto mais rápidos forem esses ciclos de vibração, mais agudo será o tom da voz. Na mulher, ocorrem cerca de 208 ciclos de vibração por segundo, e nos homens, cerca de 113. Saindo da laringe, o som da voz caminha até a boca, passando pelo que chamamos de caixas de ressonância. As estruturas que fazem parte das caixas de ressonância são: a faringe, a boca, os seios da face e o nariz. Sua função é a de amplificar ou abafar os sons, de modo semelhante a um megafone. Dependendo da maneira como a língua, os lábios e os dentes estiverem posicionados, a voz emitida produzirá diferentes sons, como veremos adiante.

Cada um de nós tem a possibilidade de modificar a própria voz de acordo com a situação ou com o estado de humor. Se estivermos alegres, nossa voz sai alta, clara e cheia de melodia ou modulação, que é o termo científico empregado neste caso; por outro lado, se estamos tristes, nossa voz tende a ser baixa, relativamente mal articulada e sem melodia ou modulação, tendendo às notas mais graves. Entretanto, o mecanismo de produção vocal descrito não é suficiente para realizar todas essas mudanças. Chegamos, então, a outro mecanismo: o de controle da voz.

Freqüência da voz

Para modificar a freqüência, ou seja, tornar a voz mais fina ou mais grossa, pode-se utilizar quatro recursos diferentes:

a) alongar as pregas vocais para deixar o som mais agudo, ou encurtar as pregas para deixar o som mais grave;
b) aumentar a tensão das pregas vocais para deixar a voz mais aguda, ou diminuir a tensão das pregas para deixar a voz mais grave;
c) aumentar o número de ciclos vibratórios por segundo para deixar a voz mais aguda, ou diminuir o número de ciclos vibratórios por segundo para deixar o som mais grave;
d) movimentar a laringe para cima a fim de deixar a voz mais aguda, ou para baixo visando deixar a voz mais grave.

Todos estes mecanismos atuam em conjunto no controle da freqüência da voz. O alongamento e a tensão das pregas vocais são regulados principalmente pela ação de um músculo da laringe, o músculo cricotireóideo, que será mencionado adiante quando descrevermos as alterações da voz.

Intensidade da voz

A intensidade da voz, ou seja, seu volume, pode ser controlada pela quantidade de ar acumulada abaixo das pregas vocais no momento da fonação, que determina a pressão subglótica. Quanto maior for a pressão nesta região, mais forte e mais intensa será a produção da voz; por outro lado, se a pressão de ar for menor, a voz emitida será mais fraca, mais baixa ou menos intensa. A quantidade de pressão na região abaixo das pregas vocais depende do funcionamento adequado dos pulmões e da competência do fechamento das pregas vocais.

Outras modificações na voz são possíveis alterando-se a posição de outras estruturas acima das pregas vocais, como a faringe, a língua, a úvula (popularmente chamada de campainha) e os lábios. Dependendo da posição assumida pelas estruturas num certo momento, nossa voz pode sair mais rouca, mais clara, mais sensual, mais nasal, mais abafada etc.

Uma pessoa que tem saúde vocal é a que tem o mecanismo de produção da voz funcionando perfeitamente e utiliza todos os recursos de controle e modificação da voz em sua comunicação diária de modo compatível com as emoções expressas nas diversas situações.

A articulação

Como já mencionado, os diferentes sons que emitimos dependem do posicionamento de certas estruturas denominadas articuladoras e também da presença ou ausência de vibração das pregas vocais naquele momento. Para que fique mais claro, vamos utilizar alguns exemplos. Se abrirmos a boca e emitirmos um som ao acaso, possivelmente ouviremos a vogal "a". Entretanto, se apenas aproximarmos as paredes laterais dos lábios, já modificamos o som emitido para a vogal "o". Todas as vogais são emitidas com vibração das pregas vocais. Por sua vez, as consoantes dividem-se em dois grupos: as chamadas consoantes surdas, que não têm vibração de pregas vocais; e as consoantes sonoras, que, ao contrário, são emitidas com a participação das pregas vocais. Por exemplo, quando emitimos a consoante "s", os lábios separam-se em forma de sorriso, a língua permanece perto dos dentes incisivos e os dentes não se afastam, deixam o ar passar por entre eles produzindo uma fricção; por outro lado, quando emitimos a consoante "z", fazemos o mesmo movimento de lábios, dentes e língua, com o acréscimo de um pequeno detalhe essencial para a vibração das pregas vocais.

Apresentamos a seguir as consoantes de cada grupo:

- Consoantes surdas (sem vibração de pregas vocais): "p", "t", "q", "f", "s", "ch".
- Consoantes sonoras (com vibração de pregas vocais): "b", "d", "g", "v", "z", "j", "m", "n", "nh", "l", "lh", "r", "rr".

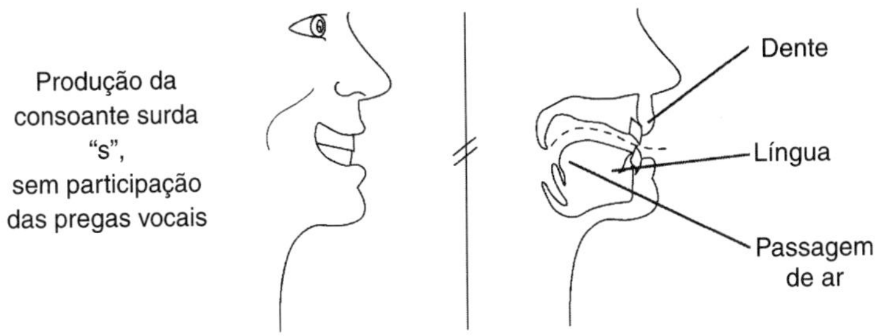

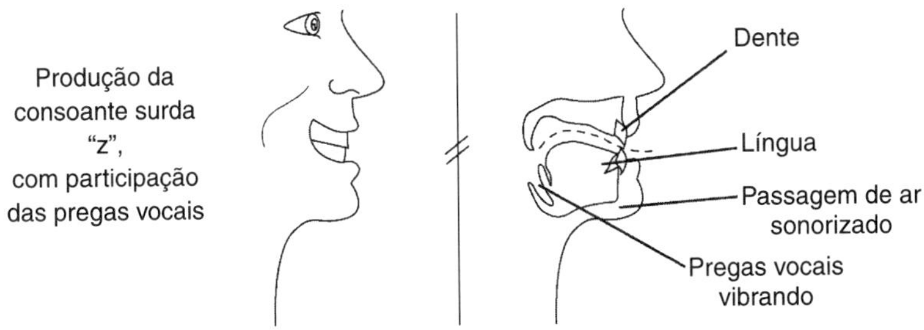

Figuras 2 e 3 Esquema representativo da produção de sons da fala

Para que uma palavra ou frase, isto é, a reunião de vários destes sons, seja entendida pelo interlocutor, a produção de cada um deles deve ser correta e bem precisa, observando-se que esta precisão depende do estado saudável das estruturas envolvidas. Este conceito fica mais claro quando lembramos da fala do bêbado que, pelo efeito do álcool, não consegue coordenar o movimento dos articuladores. Como conseqüência, sua fala torna-se enrolada e difícil de ser compreendida — neste caso evidenciando a influência fundamental do sistema nervoso na produção da fala.

A deglutição

As mesmas estruturas utilizadas para a produção da voz e da fala são usadas para a deglutição, ou seja, o ato de engolir, daí a existência do aparelho/sistema digestivo formado por diversas estruturas que incluem: lábios, dentes, língua, vestíbulos anterior e laterais (bochechas), musculatura da mastigação e da língua, palato duro, pilares palatoglosso e palatofaríngeo, esfíncter velofaríngeo, faringe, laringe, esôfago e estômago, que atuam em algum momento da deglutição, quer passiva ou ativamente.

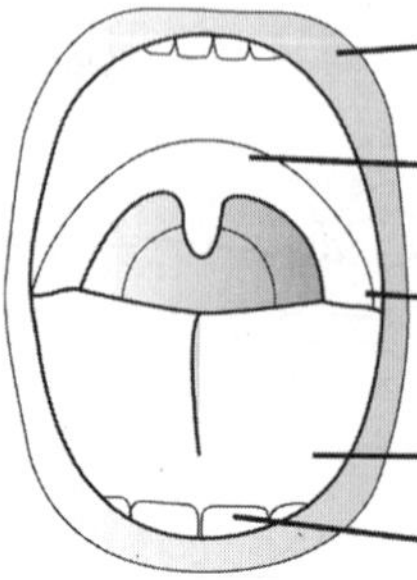

Figura 4 Visão frontal da cavidade oral e suas estruturas internas

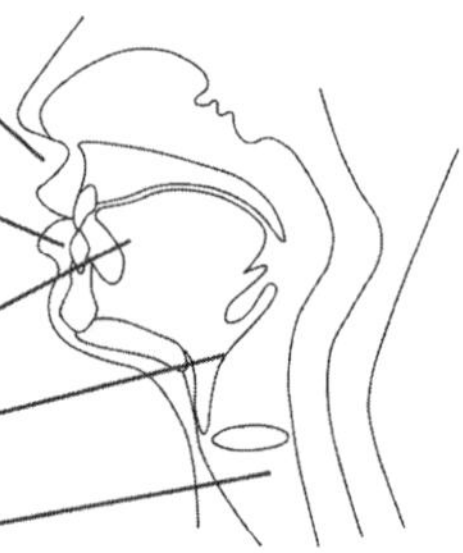

Figura 5 Corte lateral mostrando as estruturas que participam da deglutição

Essas estruturas participam, juntamente com as do sistema respiratório e coordenadas pelo sistema nervoso, na produção da voz e da fala. Qualquer alteração que afete uma ou mais dessas estruturas terá algum impacto tanto na voz quanto na fala e na deglutição.

Para que se possa entender as alterações no processo de deglutição, deve se conhecer antes o mecanismo normal de deglutição e sua importância. Entre os vários conceitos empregados para definir a deglutição, o mais completo do nosso ponto de vista é:

> A deglutição é o ato de engolir, responsável por levar o alimento e/ou saliva desde a boca até o estômago. Este ato se processa por complexa ação neuromuscular sinérgica eliciada voluntariamente, tendo a finalidade de satisfazer os requisitos

nutricionais do indivíduo e proteger a via aérea com manutenção do prazer alimentar. (Furkim & Silva, 1999)

Como descrito nesta definição, a deglutição é um ato complexo e importante, sendo responsável por nosso suprimento nutricional e de hidratação, embora seja tão automático que não nos apercebamos dele, dependendo da integridade de nossa sensibilidade, paladar, propriocepção, mobilidade das estruturas, tônus e tensão muscular, além do apetite/prazer/intenção alimentar.

Didaticamente, a deglutição pode ser dividida em quatro fases:

FASE I: Preparatória oral

Esta fase é consciente e voluntária. Ocorre quando mordemos, mastigamos e preparamos o alimento para ser ingerido. Nesta fase, utilizamos os movimentos dos lábios e da língua, dentes e bochechas, que, juntamente com a saliva, formam o bolo alimentar.

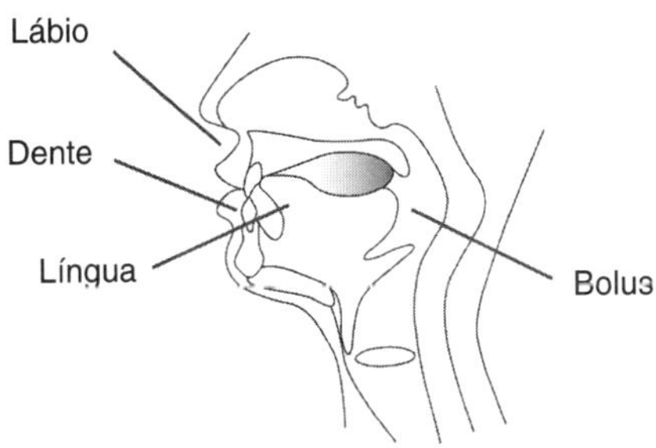

Figura 6 Corte lateral mostrando as estruturas que participam da fase preparatória

FASE II: Oral

Essa fase é também voluntária e consciente. O alimento transformado em um bolo coeso ou agrupado, no caso de líquidos e pastosos, é conduzido para a parte posterior da boca, pelo movimento da língua, a fim de se disparar o reflexo de deglutição, por meio do contato desse bolo e da base da língua com o pilar amigdaliano ou a parede da faringe.

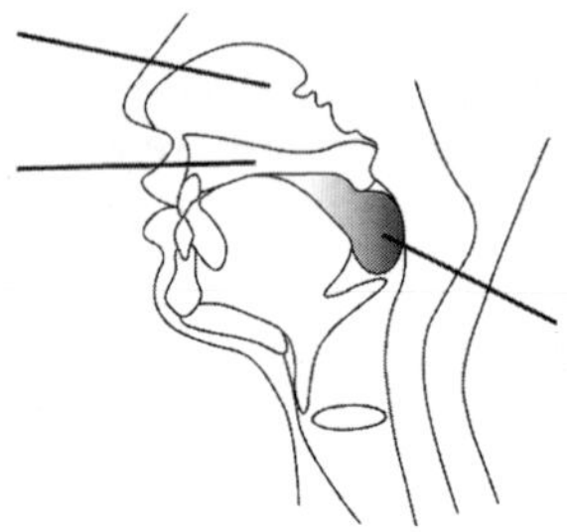

Figura 7 Corte lateral mostrando as estruturas que participam da fase oral

FASE III: Faríngica

Assim que o reflexo é eliciado, inicia-se a fase faríngica, em que uma série de eventos ocorre de forma que o bolo seja conduzido adequadamente para o estômago. Pela contração do esfíncter velofaríngeo, fecha-se a comunicação do nariz com a boca e a faringe, de modo a evitar que o alimento/saliva ingerido escape pelo nariz. Ao mesmo tempo, outros eventos ocorrem para proteger a via aérea e evitar que o alimento siga em direção à traquéia e aos pulmões. Nesse momento, há um fechamento da laringe em três níveis de cima para baixo: pregas ariepiglóticas, pregas vestibulares e pregas vocais. A laringe fechada eleva-se e anterioriza-se, facilitando a abertura do esôfago e protegendo a via aérea. Finalmente, junto aos eventos já descritos, iniciam-se os movimentos peristálticos da faringe, conduzindo o bolo alimentar para o esôfago. Esta fase é consciente, mas involuntária, ou seja, uma vez disparado o reflexo, não há como bloquear o processo de deglutição. Mas se algo errado ocorre, por exemplo, se o alimento escapa para o caminho da via aérea, temos mecanismos de defesa que nos fazem expulsá-lo do caminho inadequado, mediante tosse ou pigarro.

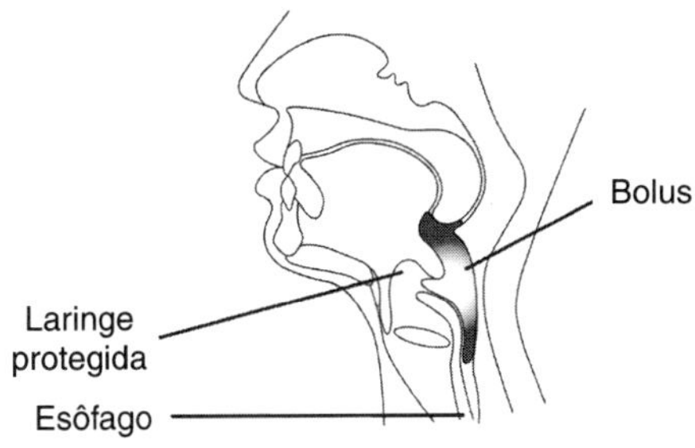

Figura 8 Corte lateral mostrando as estruturas que participam da fase faríngica

FASE IV: Esofágica

É a última fase da deglutição e tem como função conduzir o alimento do esôfago para o estômago, sendo uma fase inconsciente e involuntária.

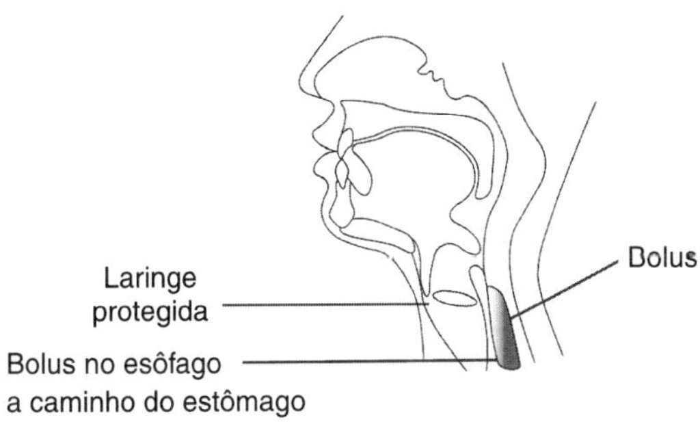

Figura 9 Corte lateral mostrando as estruturas que participam da fase esofágica

As quatro fases da deglutição são ligadas entre si, de forma seqüencial e harmônica. Elas ocorrem de forma a alcançar o objetivo da deglutição, isto é, transportar o alimento da boca para o estômago, onde será concluída a digestão, que se inicia na boca. Dessa forma, a primeira função da deglutição consiste em manter o estado nutricional e de hidratação do indivíduo, além de proteger as vias aéreas. Não podemos nos esquecer de que, em sociedade, o ato de alimentar-se está bastante relacionado à socialização e a eventos que têm por finalidade reunir ou encontrar pessoas. Ou seja, a alimentação não nos serve apenas para garantir nutrição, mas também faz parte de nossa cultura. Assim, torna-se mais abrangente o valor da alimentação, uma vez que qualquer dificuldade nessa área pode trazer não somente prejuízos nutricionais e/ou de hidratação, mas também limitar ou abolir parcial ou totalmente a vida social do indivíduo.

A intervenção fonoaudiológica é possível e efetiva nas alterações restritas às três primeiras fases da deglutição, pouco podendo intervir na fase esofágica.

Alterações fonoaudiológicas decorrentes da doença de Parkinson

As alterações fonoaudiológicas do parkinsonismo estão concentradas nas áreas da voz, articulação e deglutição e são representativas em particular de dois sinais cardinais da doença de Parkinson (rigidez e bradicinesia) e de uma das complicações não-motoras (disautonomia). Tais alterações podem resultar em dificuldade considerável na comunicação e alimentação. Muitas vezes, são responsáveis por alguns dos aspectos mais incômodos da doença e levam, não raro, ao isolamento social do indivíduo.

James Parkinson, em sua descrição original da doença, em 1817, mencionou impedimento da fala e dificuldade de compreensão nos pacientes afetados pela paralisia agitante. Desde então, muitos pesquisadores têm se dedicado ao estudo das alterações de voz e fala na doença que hoje leva seu nome. As alterações mais freqüentemente relatadas são:

- Voz: rouca ou rouca-soprosa, monótona, tendendo às freqüências graves e com intensidade (volume) reduzida.
- Fala: alterações na fluência, articulação imprecisa dos sons.
- Deglutição: dificuldade de condução e controle do bolo alimentar, diminuição do reflexo de deglutição e prejuízo da função protetora da laringe.

Distúrbios da voz

Para que possamos entender melhor a alteração vocal, temos de tomar conhecimento de uma informação muito importante. Quando o indivíduo com doença de Parkinson é submetido a exame específico de laringe, constata-se que, em muitos casos, as pregas vocais não se fecham completamente na produção da voz. Este achado nos ajuda a explicar a ocorrência de alteração vocal que pode manifestar-se como rouquidão. Dessa forma, se as pregas vocais não conseguem um fechamento adequado, a qualidade da voz produzida é alterada e torna-se rouca. A falta de fechamento completo das pregas vocais é resultado da manifestação da rigidez parkinsoniana no sistema vocal.

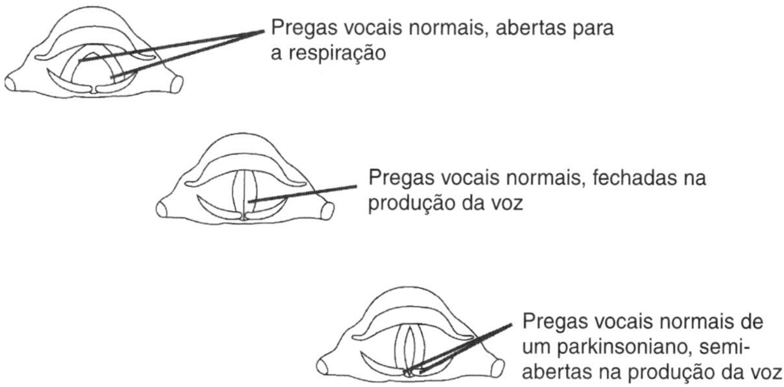

Figura 10 Ilustração demonstrando pregas vocais normais na respiração e pregas vocais normais e de um parkinsoniano durante a produção de voz

Esta alteração no fechamento das pregas vocais, associada à rigidez da musculatura respiratória, contribui para a redução da intensidade ou volume da voz — que pode ser, em alguns casos, um dos primeiros sintomas da doença. Na ausência de funcionamento adequado da musculatura respiratória, a quantidade de ar enviada para as pregas vocais é reduzida. Além disso, se as pregas vocais têm fechamento inadequado, o pouco ar enviado pelos pulmões escapa, resultando numa voz sem volume suficiente e deixando o indivíduo com "fôlego curto", ou seja, necessitando de maior número de inspirações para falar.

Todos nós, quando falamos, damos melodia à nossa voz. Por exemplo, sempre que fazemos uma pergunta, terminamos a última palavra com uma voz mais fina, para que os outros entendam que se trata de uma pergunta. Esse processo ocorre inconscientemente. A voz monótona é aquela voz sem melodia, produzida sempre do mesmo jeito, o que acaba por deixar o ouvinte desinteressado no assunto. Isso ocorre como resultado da bradicinesia e de certa rigidez daquele músculo, citado na introdução, que tem a função de alongar e tencionar as pregas vocais modificando a freqüência da voz — o músculo cricotireóideo. Pelo mesmo motivo, a de parkinsonianos de ambos os sexos tende a ser mais grave do que a voz de pessoas da mesma faixa etária que não tenham a doença.

Distúrbios da fala

A alteração na fluência da fala manifesta-se, por exemplo, na sua aceleração repentina, que prejudica o entendimento das palavras. Em geral, essa aceleração ocorre em pequenos grupos — conhecidos como *jatos de fala*. Outras alterações na fluência apresentadas por parkinsonianos são as hesitações e pausas inadequadas no início de frases ou palavras, de modo semelhante à gagueira. Estas manifestações são representações na fala das alterações motoras de festinação (jatos de fala) e dificuldade em iniciar os movimentos (pseudogagueira).

A imprecisão na articulação dos sons citada por todos os pesquisadores deixa a fala enrolada e compromete o entendimento do que está sendo dito. Ela está diretamente relacionada com a rigidez da musculatura facial.

Distúrbios da deglutição

Disfagia é o termo utilizado para designar qualquer alteração ou dificuldade da deglutição. Esse termo é bastante abrangente e não se refere apenas à dificuldade de engolir, mas também às conseqüências de seu prejuízo em relação à nutrição, hidratação, função pulmonar, ao prazer alimentar e à vida social do indivíduo. Em geral, a disfagia no paciente parkinsoniano é orofaríngea, ou seja, ocorre durante pelo menos uma das três primeiras fases descritas acima. É importante ressaltar que a disfagia não é uma doença em si, mas um sintoma indicativo de uma doença de base.

A disfagia pode apresentar seus primeiros sintomas sem que pacientes, familiares ou médicos os considerem suficientemente significativos para procurar orientação. No início, ocorrem engasgos eventuais, tosses durante ou logo após as refeições ou dificuldade para mastigar. Esses sintomas são geralmente resolvidos pelo próprio paciente com a modificação da consistência do alimento, o que nem sempre é a conduta mais adequada. Dessa forma, o parkinsoniano tenta adaptar-se às dificuldades até que a freqüência dos sintomas aumente para só então procurar orientação médica. Infelizmente, a maioria dos pacientes ainda não sabe que a fonoaudiologia pode ajudá-lo já no início dos sintomas.

Na doença de Parkinson, a dificuldade na deglutição dos alimentos ocorre por inabilidade na realização rápida e coordenada dos movimentos envolvidos no ato de engolir. Além disso, é comum a diminuição da freqüência do reflexo de deglutição (que ocorre normalmente de modo automático), o que pode ter como conseqüência o acúmulo de saliva e alimento na boca, engasgos antes de engolir e até aspiração. A saliva acumula-se na boca, geralmente nos cantos, e pode escapar desagradavelmente (a popular baba ou *sialorréia*) ou até atrapalhar a emissão correta dos sons, comprometendo a inteligibilidade da fala. Quando a saliva não é engolida e acumula-se na garganta, ocorre uma sensação aflitiva de voz molhada, fator que também contribui para a dificuldade da compreensão total da fala.

Dificuldades durante a mastigação ocorrem por rigidez dos músculos faciais. Dessa forma, não é possível formar um bolo coeso para ser deglutido durante o disparo do reflexo. Forma-se então um resíduo que, posteriormente, chega à parte posterior da boca e aumenta a possibilidade de engasgos.

O paciente parkinsoniano apresenta redução dos movimentos peristálticos, que conduzem o alimento pelo sistema digestivo até o estômago, a partir do momento do disparo do reflexo da deglutição. Desse modo, o alimento digerido pode estacionar em estruturas anteriores ao esôfago e próximas à entrada dos pulmões na região da laringe. O acúmulo de alimentos nestes locais não apropriados leva ao risco de penetração laríngea ou aspiração, pois, quando o indivíduo termina de engolir, as estruturas de proteção se desarmam, liberam o caminho para o pulmão e permitem que os alimentos restantes eventualmente entrem na via aérea. A ocorrência de aspiração freqüentemente leva a pneumonia ou choque.

Infelizmente, os pacientes são encaminhados ou procuram auxílio fonoaudiológico quando os sintomas já estão em estágio avançado e com estado nutricional e de hidratação comprometidos. Nessa fase, os engasgos são freqüentes, e a restrição da consistência e quantidade de alimento já levou o paciente a um estado debilitado ou à utilização de sonda nasogástrica. Nesses casos, a intervenção fonoaudiológica é possível, porém com resultados menos promissores. Por outro lado, quando a disfagia é detectada precocemente, o paciente pode recuperar a função de deglutição e até reduzir a velocidade da evolução dos sintomas.

Tratamento

Desde que as alterações descritas começaram a ser notadas na comunicação e alimentação em pacientes com doença de Parkinson, tiveram início algumas pesquisas e abordagens de tratamento com o objetivo de melhorar a comunicação e alimentação funcional do paciente.

As alterações de fluência e articulação dos sons da fala são as alterações da comunicação mais fáceis de serem percebidas pelos pacientes e seus familiares e são as queixas mais comuns apresentadas ao neurologista ou ao fonoaudiólogo. Embora a diminuição do volume da voz seja, geralmente, o principal responsável pela diminuição da inteligibilidade de fala no parkinsoniano, essa alteração nem sempre é percebida pelo paciente em virtude de sua evolução gradual. Contudo, esta tem sido uma das principais queixas dos cuidadores e familiares.

O tratamento fonoaudiológico tradicional para as alterações na comunicação do parkinsoniano concentra seus esforços e utiliza exercícios específicos na combinação de três abordagens:

- *Mioterápica*: com modificação da postura dos órgãos da fala e aumento do tono e da força muscular, visando melhores condições musculares para a articulação dos sons.
- *Coordenação das estruturas da fala*: com treinamento específico para a articulação dos sons.
- *Respiração*: com a utilização de exercícios que melhorem a atividade dos músculos envolvidos na respiração, bem como coordenação da respiração com a fala.

Até meados da década de 1990, o tratamento fonoaudiológico indicado para a doença de Parkinson resumia-se na combinação das três abordagens citadas com especial atenção para a respiração. Entretanto, os resultados obtidos com essa terapia tinham sucesso limitado por algum tempo, mas a duração do benefício obtido raramente se mantinha a longo prazo. Por esse motivo, com o passar dos anos, os encaminhamentos para terapia fonoaudiológica foram diminuindo, e muitos pacientes viram sua capacidade de comunicação deteriorar-se com a progressão da doença e não tiveram a oportunidade de acesso a uma terapia eficaz.

Para as alterações da deglutição, o tratamento empregado é individualizado e depende das alterações específicas encontradas em cada caso. É comum o paciente ou seus familiares modificarem a consistência da dieta para pastosos (sopas, mingaus, iogurtes, vitaminas, comidas batidas em processadores ou liquidificadores etc.), o que parece ajudar num primeiro momento. Porém, esta é uma forma de adaptar e não de tratar. Em alguns casos, o tratamento adequado até poderá incluir modificação da consistência da dieta e deverá ser orientado pelo nutricionista ou fonoaudiólogo ou, preferencialmente, por ambos.

O tratamento fonoaudiológico nos distúrbios da deglutição abrange duas etapas, que podem ocorrer concomitantemente:

- *Terapia indireta*: realizada pela aplicação de técnicas específicas, sem alimento, com o objetivo de melhorar os aspectos de mobilidade e sensibilidade de todas as estruturas envolvidas no processo de deglutição. Nessa etapa, utiliza-se, para o treinamento, apenas a deglutição de saliva e solicitações para deglutir.
- *Terapia direta*: realiza-se mediante aplicação de técnicas e manobras específicas, com utilização de alimentos de diversas consistências, com o objetivo de reeducar funcionalmente a deglutição, para que ela se torne o mais eficiente possível.

A partir de 1993, um grupo de pesquisadores da Universidade de Denver, nos Estados Unidos, começou a desenvolver novas bases para o tratamento de pacientes parkinsonianos e obtiveram melhora significativa na comunicação a curto e longo prazos. Esse grupo, liderado pela dra. Lorraine Ramig, desenvolveu um novo método de tratamento chamado Lee Silverman Voice Treatment — LSVT, que revolucionou o tratamento fonoaudiológico na doença de Parkinson. As bases desse método e seus resultados serão discutidos a seguir.

O Lee Silverman é um método de tratamento vocal elaborado especificamente para os portadores de doença de Parkinson. O método recebe o nome de uma paciente — a sra. Lee Silverman — e foi desenvolvido a partir da constatação de que outras abordagens de terapia fonoaudiológica eram pouco satisfatórias e não tinham eficácia comprovada cientificamente. Por outro lado, estudos sugeriam sucesso na terapia fonoaudiológica que focalizava o tratamento da alteração vocal, apesar da presença de dificuldades também na fala e na deglutição. A partir dessas pesquisas, a dra. Ramig desenvolveu o método que focaliza o tratamento do distúrbio da voz, baseado nos princípios relacionados a seguir:

1. O tratamento focaliza exclusivamente a voz, mesmo que o indivíduo apresente evidências de comprometimento da articulação e velocidade de fala.
2. O foco principal é o aumento do esforço para falar, representado, na prática, pelo aumento do volume da voz, que se encontra bem reduzido nos portadores de doença de Parkinson.
3. Consiste no emprego de intenso esforço. O tratamento é administrado intensivamente, quatro vezes por semana, no total de 16 sessões em um mês.

O método focalizado na voz é eficaz porque é simples, de aplicação em curto espaço de tempo, requer esforço mental mínimo e produz mudança rápida e duradoura. Os resultados têm sido considerados muito bons, uma vez que, além da melhora das alterações vocais, também ocorre melhora significativa na articulação dos sons e nas alterações iniciais da deglutição, sem que seja preciso abordar especificamente esses aspectos. Ou seja, o método LSVT "produz melhora de várias funções fonoaudiológicas focalizando apenas as alterações vocais".

Considerando-se a dificuldade do parkinsoniano para executar mais de um ato motor ou mais de uma ordem verbal de cada vez, é essencial que o tratamento fonoaudiológico empregado seja simples e alcance todas as áreas alteradas. A duração dos resultados obtidos em terapia mantêm-se por cerca de dois anos, o que é uma conquista significativa quando se leva em conta o caráter progressivo da doença de Parkinson. A introdução do método LSVT coloca agora o fonoaudiólogo como peça fundamental na equipe multidisciplinar envolvida no tratamento e na manutenção da qualidade de vida dos pacientes com doença de Parkinson.

Deve-se ressaltar que, para a aplicação e obtenção dos resultados acima descritos, o fonoaudiólogo deve obrigatoriamente ter freqüentado curso de habilitação e ser certificado no método LSVT. Caso contrário, ele não tem autorização para aplicação do método, mas apenas de seus conceitos teóricos.

Dicas básicas

A seguir, estão relacionadas algumas dicas que podem ser úteis na melhora da comunicação e deglutição. Entretanto, elas não substituem qualquer tipo de tratamento e não excluem a necessidade de orientação e terapia fonoaudiológica.

Dicas para a voz e a fala

(Adaptação de parte do material distribuído aos pacientes no *workshop* de Treinamento e Certificação no Método LSVT, em 1999.)

- FALE ALTO!
- Repita o que não foi entendido em voz alta e forte.
- Prefira respostas curtas.
- Mantenha a postura ereta enquanto fala, olhando para o interlocutor.
- Preste atenção ao volume da voz toda vez que estiver falando.
- Beba muita água.

Dicas para melhorar a deglutição

- Concentre-se e lembre-se de engolir sempre, tanto a saliva quanto os alimentos.
- Dê pequenos goles e pequenas mordidas.
- Não beba goles seguidos.
- Depois de mastigar, engula pelo menos duas vezes, para limpar resíduos na boca.
- Não coloque o canudo muito fundo na boca.
- Mantenha a cabeça para a frente ou levemente abaixada, quando for engolir.
- Não fale com comida na boca, pois será mais fácil engasgar.
- Faça revisões constantes da prótese dentária (dentadura).

Teste para a identificação de alterações fonoaudiológicas na doença de Parkinson

O preenchimento do teste a seguir o auxiliará na identificação das alterações fonoaudiológicas mais comumente encontradas e se há necessidade de orientação específica.

1. Tem dificuldade para conter o alimento na boca?
( ) SIM ( ) NÃO

2. A saliva escapa com freqüência da boca?
( ) SIM ( ) NÃO

3. O alimento sobra na boca após a deglutição?
( ) SIM ( ) NÃO

4. O tempo de sua refeição aumentou?
( ) SIM ( ) NÃO

5. A quantidade de sua alimentação diminuiu?
( ) SIM ( ) NÃO

6. Teve de mudar a consistência da comida?
( ) SIM ( ) NÃO

7. Tem dificuldade para engolir?
( ) SIM ( ) NÃO

8. Sente o alimento parado na "garganta"?
( ) SIM ( ) NÃO

9. Tosse durante ou logo após a refeição?
( ) SIM ( ) NÃO

10. Engasga freqüentemente?
( ) SIM ( ) NÃO

11. As pessoas pedem que você repita o que disse?
( ) SIM ( ) NÃO

12. Sua voz ficou rouca?
( ) SIM ( ) NÃO

13. Sua voz é monótona?
( ) SIM ( ) NÃO

14. Sua voz ficou mais baixa?
( ) SIM ( ) NÃO

15. Você tem dificuldade para pronunciar as palavras?
( ) SIM ( ) NÃO

16. Ocasionalmente, sua fala sai embaralhada e rápida?
( ) SIM ( ) NÃO

Caso tenha respondido afirmativamente a algum dos itens, é aconselhável que procure orientação fonoaudiológica.

Leituras recomendadas

BEHLAU, M. S. & PONTES, P. *Higiene vocal — cuidando da voz*. 2ª ed. Revinter: Rio de Janeiro, 1999.

BEHLAU, M. S. & HARADA, K. S. Atendimento fonoaudiológico ao paciente com doença de Parkinson. In: FERREIRA, L. P. (org.). *Trabalhando a voz — vários enfoques, em fonoaudiologia*. 3ª ed., Summus: São Paulo, 1987.

FURKIM, A. M. & SILVA, R. G. *Programa de reabilitação em disfagia neurogênica*. Frôntis Editorial: São Paulo, 1999.

6

A importância da nutrição

Marcia Maria Hernandes de Abreu de Oliveira Salgueiro

O objetivo deste capítulo é ajudar pacientes, familiares e cuidadores a entenderem melhor a nutrição e sua aplicação na doença de Parkinson.

Com um regime alimentar adequado, pode-se obter mais energia, a medicação terá ação mais efetiva e a qualidade de vida pode melhorar consideravelmente.

Na doença de Parkinson, assim como em outras condições crônicas, a importância de uma alimentação correta é fundamental para a manutenção do bem-estar do paciente e para a prevenção de complicações resultantes da própria doença.

A alimentação deve ser variada para poder suprir o organismo de carboidratos, gorduras, proteínas, vitaminas e sais minerais.

Carboidratos

Os carboidratos são a principal fonte de energia da dieta. Eles são encontrados no açúcar de mesa, frutas, massas, pães, cereais, farinhas, mel e doces. Um grama de carboidrato fornece ao organismo quatro calorias de energia.

Caloria é a unidade de medida usada para expressar a energia que provém de carboidratos, proteínas, gorduras, álcool e outros nutrientes.

A quantidade de energia necessária para manter o organismo funcionando em condições adequadas é individual e depende de inúmeros fatores que incluem: peso, altura, idade, sexo, grau de atividade física, estado fisiológico e a presença ou não de patologia.

Proteínas

As *proteínas* são compostas por várias estruturas menores, chamadas aminoácidos. Durante o processo de digestão, as proteínas são quebradas por enzimas presentes no sistema digestivo até se transformarem em aminoácidos.

É nessa menor forma que o organismo utiliza as proteínas para construir novos tecidos e repará-los quando necessário. As proteínas também fornecem ao organismo quatro calorias por grama.

Dos 22 aminoácidos, o organismo consegue sintetizar apenas 13. Os outros nove não podem ser produzidos pelo indivíduo e devem ser supridos necessariamente pela alimentação.

As proteínas estão presentes em alimentos de origem vegetal e animal. Os alimentos de origem animal ricos em proteína incluem: leite, iogurte, queijo, coalhada, carnes vermelhas (bovina, suína, vitela, carneiro e outras), frango, peixes, frutos do mar, miúdos e ovos. As proteínas de origem vegetal provêm de leguminosas, cereais e pães.

A necessidade de proteína recomendada para um indivíduo adulto é de 0,8 grama por quilo de peso por dia. Entretanto, em algumas condições especiais, alguns parkinsonianos poderão se beneficiar com a redução da ingestão de proteínas, como será discutido adiante.

Proteína *versus* levodopa

O medicamento mais eficaz para o tratamento da doença de Parkinson é a levodopa em associação com um inibidor da descarboxilase periférica. Quando administrada por via oral, a levodopa é absorvida, entra na corrente sanguínea e chega ao cérebro. Tanto a absorção intestinal como a passagem para o cérebro é realizada com a ajuda de mecanismos de transporte que permitem a passagem da levodopa pelas membranas.

Como já mencionado, as proteínas são quebradas em aminoácidos durante o processo digestivo. Para atravessar a parede do intestino e atingir a corrente sanguínea, os aminoácidos utilizam o mesmo mecanismo de transporte que a levodopa. Da mesma forma, durante a passagem do sangue para o cérebro, pela barreira hemato-encefálica, os aminoácidos e a levodopa "competem" novamente pelo mesmo mecanismo de transporte. Dessa forma, quando a levodopa é tomada junto com refeições ricas em proteínas, a quantidade de aminoácidos "competindo" com a levodopa para atravessar o intestino delgado, e depois a barreira hemato-encefálica, pode ser suficiente para diminuir a eficácia terapêutica da levodopa.

Como a maioria das refeições contém grande quantidade de proteínas, os aminoácidos resultantes "saturam" o mecanismo de transporte, e a levodopa não tem como ser absorvida antes do final desse processo. No início da doença, como o cérebro ainda possui boa capacidade de armazenamento de levodopa, o efeito terapêutico não depende tanto das flutuações da concentração da droga no sangue. Entretanto, com o passar do tempo, essa capacidade de armazenamento diminui e o efeito da medicação passa a ser cada vez mais dependente da concentração no sangue. Nessa fase, ocorrem as *flutuações motoras*, que são causadas, em parte, pela interferência dos mecanismos mencionados acima.

Um modo prático de reduzir esse problema é a administração da levodopa 30 a 60 minutos anteriormente às refeições, de modo a permitir a absorção do medicamento antes que os aminoácidos "ocupem" o sistema de transporte. Dos alimentos com alto teor de proteína, o leite é um dos que mais dificultam a absorção da levodopa, pois, por ser também rico em gorduras, contribui para retardar o esvaziamento gástrico. Quando houver necessidade, pode-se substituir o leite por extrato hidrossolúvel de soja, conhecido como "leite de soja", encontrado no mercado com diversas marcas comerciais.

Muitos pacientes que experienciam flutuações motoras obtêm benefício mediante a redistribuição da proteína durante o dia ou, em alguns casos, da redução da quantidade total diária de proteína.

A redistribuição é feita geralmente deixando-se os alimentos protéicos para o horário do jantar, o que resulta em maior eficácia da levodopa durante o dia, mas, às vezes, em maior dificuldade durante a noite, como para se virar na cama. Por outro lado, quando essa restrição é praticada no período noturno e o consumo de proteínas liberado até o horário do almoço, ocorre melhora na mobilidade no período da tarde e da noite.

Quando se restringe a quantidade de proteínas na dieta, deve-se, em compensação, aumentar a quantidade de carboidratos. Por sua vez, uma maior oferta de carboidratos aumenta a secreção de insulina, que ajuda a diminuir a competição na absorção sanguínea entre aminoácidos e a levodopa.

Outros fatores que influem na absorção da levodopa e podem interferir na eficácia do tratamento incluem:

- *redução da motilidade do estômago*: na doença de Parkinson, costuma ocorrer retardo no esvaziamento gástrico pelo efeito da própria doença ou pela ação de certos medicamentos (como os anticolinérgicos e alguns antidepressivos). O efeito terapêutico da levodopa é influenciado por esse retardo, uma vez que é somente no intestino delgado que ocorre a absorção da droga.
- *tomada da medicação junto com refeições*: mesmo em condições de motilidade digestiva normal, o tempo de absorção da levodopa é maior quando a administração é feita durante ou logo após uma refeição, pois o estômago demora cerca de uma a três horas para digerir e enviar o alimento para o intestino delgado. Quando a refeição for rica em gorduras, esse tempo será ainda maior, visto que alimentos gordurosos demoram mais para deixar o estômago.

A Tabela 1 mostra exemplo de cardápio com dieta normoprotéica e as Tabelas 2 e 3 exemplificam cardápios com restrição de proteínas em dois períodos distintos do dia (diurno e noturno).

Gorduras

As gorduras (ou lipídeos) representam a maior fonte de energia da dieta, pois um grama fornece nove calorias de energia.

As principais fontes de gorduras são: óleos, manteiga, margarina, gordura vegetal, banha e creme de leite. Além disso, as gorduras também são encontradas em vários alimentos, como carnes, produtos de panificação, laticínios, biscoitos amanteigados, bolos e outros.

O excesso de consumo de gorduras é prejudicial ao organismo, pois causa aumento dos níveis de colesterol e das lipoproteínas e pode resultar em distúrbios circulatórios cardíacos e cerebrais. Existem dois tipos básicos de gorduras: as *gorduras saturadas*, encontradas nos alimentos de origem animal (carnes gordurosas e creme de leite), e as *gorduras poliinsaturadas e monoinsaturadas*, em sua maioria extraídas de vegetais, como os óleos vegetais e azeite. As gorduras saturadas são consideradas "gorduras ruins", e as poliinsaturadas e monossaturadas são as "gorduras boas".

Recomenda-se que as gorduras representem em média 30% do valor calórico total da dieta do paciente com doença de Parkinson.

Quando for necessária a diminuição da proteína da dieta, o aumento do valor calórico deverá ser obtido com o acréscimo de alimentos ricos em carboidratos e de alimentos que constituam fontes de "gorduras boas".

Vitaminas

As vitaminas são elementos necessários para o crescimento normal e para a manutenção do organismo. Elas participam do metabolismo de proteínas, gorduras e carboidratos e são essenciais para a formação de ossos e tecidos.

Indivíduos normais conseguem suprir o organismo com todas as vitaminas apenas por uma alimentação normal e balanceada.

A suplementação de vitaminas mediante medicamentos, quando necessária, deve ser feita sempre com indicação médica, pois o consumo indiscriminado desses elementos pode causar sérias conseqüências à saúde.

Embora alguns estudos tenham sugerido que as vitaminas C e E pudessem produzir efeito protetor contra a progressão da doença de Parkinson, esses achados não foram comprovados em estudos clínicos posteriores.

As vitaminas do complexo B incluem as seguintes: tiamina (B1), riboflavina (B2), piridoxina (B6), cianocobalamina (B12), niacina, ácido fólico, ácido pantotênico. A piridoxina em doses altas pode interferir na absorção da levodopa se esta for administrada sem um inibidor da dopa-descarboxilase. Entretanto, na prática, essa interferência não tem importância clínica, uma vez que todas as preparações de levodopa utilizadas atualmente já contêm um inibidor da dopa-descarboxilase em sua formulação.

As principais vitaminas e suas funções são apresentadas nas Tabelas 4 e 5.

Sais minerais

Os minerais são elementos envolvidos em duas funções básicas no organismo: *construção* e *regulação*.

A quantidade necessária desses elementos é pequena e deve ser suprida por uma alimentação normal e balanceada.

Os minerais são divididos em macrominerais (cálcio, magnésio, cloro, sódio, potássio, fósforo e enxofre) e elementos traços, assim chamados por estarem presentes em quantidades muito pequenas (ferro, cromo, iodo, cobre, zinco, manganês, cobre e molibdênio).

Alguns estudos mostram que pacientes com doença de Parkinson apresentam diminuição da densidade óssea e aumento na incidência de osteoporose. Os fatores de risco para o desenvolvimento da osteoporose são:

- Idade: os ossos diminuem o crescimento com o envelhecimento.
- Pós-menopausa: nas mulheres, pela diminuição do estrógeno.
- Hereditariedade e raça: os brancos e asiáticos apresentam maior risco.
- Uso de alguns medicamentos: corticóides, alguns medicamentos para tratamento do câncer, alguns antiácidos e anticonvulsivantes.
- Algumas doenças que afetam os níveis hormonais: diabete e hipertiroidismo.
- Cigarro.
- Uso excessivo de álcool.
- Vida sedentária.
- Baixo consumo de cálcio.
- Baixa exposição à luz solar.

Levando-se em consideração esses fatores de risco, os pacientes parkinsonianos podem prevenir a osteoporose pelas seguintes medidas:

- Evitar perdas de peso. O peso deve ser mantido dentro dos limites ideais para cada paciente. As perdas de peso aumentam o risco de fraturas.
- Conversar sempre com o médico sobre o uso de medicamentos que aumentem o risco de osteoporose ou sobre doenças crônicas que concorram para seu aparecimento, como a diabete e o hipertiroidismo.
- Adotar hábitos de vida saudável, como não fumar, não beber em excesso e evitar o sedentarismo.
- Usar suplementos de minerais (cálcio e magnésio) e vitaminas (D e K) com orientação médica.

O cálcio na dieta deve ser suprido pelo consumo de leite, queijo e cereais enriquecidos com minerais e vitaminas. Pacientes que fazem uso de dieta com menores teores de proteínas ou que, por outra razão, não consumam leite devem fazer suplementação de cálcio com medicamentos prescritos pelo médico.

A vitamina D é fundamental para a manutenção da saúde óssea, pois ela participa do metabolismo do cálcio. Se o consumo de vitamina D for insuficiente, o cálcio não é absorvido adequadamente pelo organismo. As principais fontes de vitamina D são o leite e seus derivados e a luz do Sol. A deficiência de vitamina D provoca desmineralização óssea e osteoporose. Por esse motivo, devem ser estimuladas atividades ao ar livre e exposição moderada ao sol nas primeiras horas da manhã.

Pacientes em dieta com restrição de proteína devem ficar atentos para a possibilidade de estarem ingerindo quantidades insuficientes de vitamina D. Nesses casos, a suplementação deve ser feita sob orientação médica.

O magnésio também é um mineral importante para a saúde óssea, pois contribui para o seu fortalecimento. Este mineral também tem efeito como relaxante muscular e sua carência pode piorar a rigidez muscular do paciente parkinsoniano. O cálcio e o magnésio estão freqüentemente combinados nos suplementos nutricionais.

As principais fontes dietéticas de minerais estão apresentadas na Tabela 6.

Água

A água é parte importante da nutrição. O corpo humano é composto por três quartos de água, com a maior parte dela dentro das células, e o restante no sangue e nas secreções. A água está presente em muitos processos do metabolismo, como a digestão, absorção, circulação e excreção. Além disso, a água participa na entrada de nutrientes para dentro das células, na eliminação dos produtos do metabolismo, na regulação da temperatura do corpo e em todas as reações químicas que ocorrem no organismo.

Indivíduos mais idosos tendem a beber menos água em virtude de alterações que levam a certa perda da consciência da sede.

A necessidade de água recomendada para um indivíduo adulto é de seis a oito copos por dia. Na doença de Parkinson, a ingestão de água é muito importante para manter uma hidratação adequada e para ajudar no funcionamento do intestino.

Fibras

A fibra é parte da célula da planta que não pode ser digerida e, portanto, não é absorvida pelo intestino. A fibra é considerada benéfica para a saúde do intestino, pois regulariza os movimentos peristálticos (movimentos intestinais que impelem as fezes em direção ao reto), aumenta o volume das fezes e ajuda a evitar várias condições como a obstipação, a diverticulose, o câncer, a hiperproteinemia e a diabete.

Para que uma dieta rica em fibras melhore o funcionamento do intestino, é necessária uma boa ingestão de líquidos, especialmente água.

As principais fontes de fibra são: cereais integrais, verduras, legumes, frutas frescas e frutas secas.

A obstipação intestinal ocorre freqüentemente na doença de Parkinson por duas razões principais:

- efeito de certas medicações usadas no tratamento que diminuem os movimentos peristálticos do intestino;
- degeneração dos nervos do trato gastrintestinal como parte do processo degenerativo da doença.

Nos casos em que uma dieta rica em fibras associada a consumo adequado de líquidos não for suficiente para o funcionamento normal do intestino, o médico irá indicar a medicação mais adequada para cada caso. É importante lembrar que, mesmo nesses casos, a dieta rica em fibras e o consumo de líquidos não devem ser deixados de lado.

Recomendações para uma dieta equilibrada

Até agora foram apresentadas várias ferramentas para a elaboração de um cardápio equilibrado. Quando buscamos o equilíbrio da dieta, estamos suprindo o organismo com o "combustível" necessário para mantê-lo ativo e saudável. Essa energia origina-se dos carboidratos, proteínas, lipídeos, vitaminas, minerais, fibras e água.

A pirâmide a seguir ilustra, de modo genérico, os alimentos e quantidades diárias recomendadas para se atingir uma dieta equilibrada.

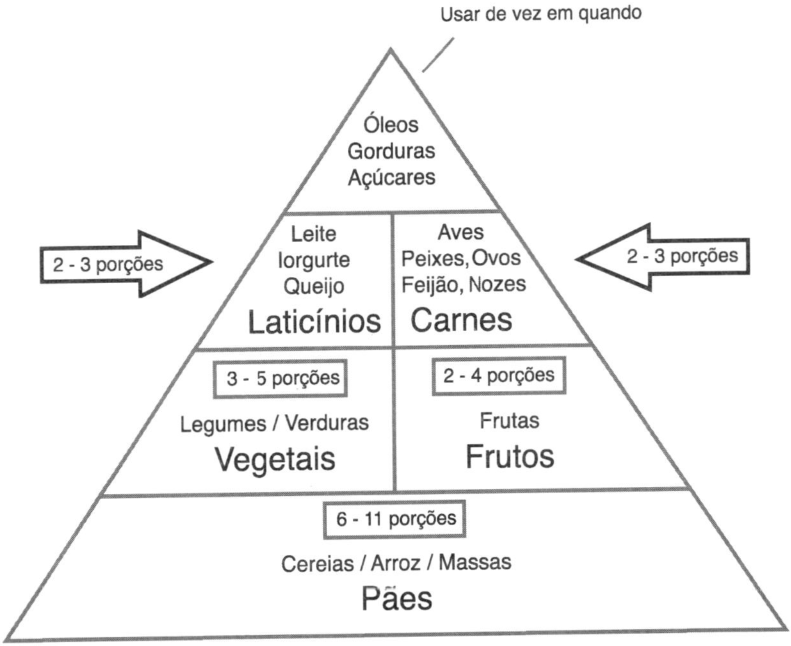

Para exemplificar de maneira prática a pirâmide alimentar, distribuíram-se os grupos de alimentos e sugestões de substituição em cardápio composto de cinco refeições no decorrer do dia.

Tabela 1 Dieta Normoprotéica (sem restrição de proteína)

Café da Manhã	
Alimentos	**Substitutos**
• Leite com café	• Iogurte / Coalhada / Queijo
• Pão francês	• Bolacha salgada / Torrada / Pão de fôrma
• Margarina	• Requeijão / Manteiga
• Frutas	----
• Purê de ameixas secas (para pacientes obstipados)	----

Almoço / Jantar	
Alimentos	**Substitutos**
• Arroz	• Macarrão / Batata / Farinha / Fubá / Mandioca / Mandioquinha
• Feijão	• Grão-de-bico / Lentilha / Ervilha / Soja
• Carne	• Vaca / Frango / Peixe / Miúdos
• Legume ou verdura cozida	• Cenoura / Chuchu / Abobrinha / Vagem
• Salada (preferência por folhas)	----
• Sobremesa: frutas (preferência por mamão ou laranja com bagaço)	----

Lanches da tarde	
Alimentos	**Substitutos**
• Chá	• Café
• Pão francês	• Bolacha salgada / Torrada / Pão de fôrma
• Margarina	• Requeijão / Manteiga
• Geléia de fruta	

Ceia	
Alimentos	**Substitutos**
• Leite com café	

Tabela 2 Dieta com restrição protéica no período diurno

Café da Manhã	
Alimentos	**Substitutos**
• Chá	• Café
• Pão francês	• Bolacha salgada / Torrada / Pão de fôrma
• Margarina	• Requeijão / Manteiga
• Frutas	• Suco de frutas
• Purê de ameixas secas (para pacientes obstipados)	• Mamão

Almoço	
Alimentos	**Substitutos**
• Arroz	• Macarrão / Batata / Farinha / Fubá / Mandioca / Mandioquinha
• Feijão	• Grão-de-bico / Lentilha / Ervilha / Soja
• Legume ou verdura cozida	• Cenoura / Abobrinha / Vagem
• Salada (preferência por folhas)	----
• Sobremesa: frutas (preferência por mamão ou laranja com bagaço)	----

Lanche da tarde	
Alimentos	**Substitutos**
• Chá	• Café
• Pão francês	• Bolacha salgada / Torrada / Pão de fôrma
• Margarina	• Requeijão / Manteiga
• Geléia de fruta	

Tabela 2 Dieta com restrição protéica no período diurno (*continuação*)

Jantar	
Alimentos	**Substitutos**
• Arroz	• Macarrão / Batata / Farinha / Fubá / Mandioca / Mandioquinha
• Carne	• Vaca / Peixe / Frango / Miúdos / Ovos
• Legume ou verdura cozida	• Cenoura / Abobrinha / Vagem / Chuchu / Brócolis / Beterraba
• Salada (preferência por folhas)	----
• Sobremesa: frutas (preferência por mamão ou laranja com bagaço)	----

Ceia	
Alimentos	**Substitutos**
• Leite com café	

Tabela 3 Dieta com restrição protéica no período noturno

Café da Manhã	
Alimentos	**Substitutos**
• Leite com café	• Iogurte / Coalhada / Queijo
• Pão francês	• Bolacha salgada / Torrada / Pão de fôrma
• Margarina	• Requeijão / Manteiga
• Frutas	----
• Purê de ameixas secas (para pacientes obstipados)	----

Almoço	
Alimentos	**Substitutos**
• Arroz	• Macarrão / Batata / Farinha / Fubá / Mandioca / Mandioquinha
• Carne	• Vaca / Peixe / Frango / Miúdos / Ovos
• Legume ou verdura cozida	• Cenoura / Abobrinha / Vagem / Chuchu / Beterraba
• Salada (preferência por folhas)	----
• Sobremesa: frutas (preferência por mamão ou laranja com bagaço)	----

Lanche da tarde	
Alimentos	**Substitutos**
• Chá	• Café
• Pão francês	• Bolacha salgada / Torrada / Pão de fôrma
• Margarina	• Requeijão / Manteiga
• Geléia de fruta	----

Tabela 3 Dieta com restrição protéica no período noturno (*continuação*)

Jantar	
Alimentos	**Substitutos**
• Arroz	• Macarrão / Batata / Farinha / Fubá / Mandioca / Mandioquinha
• Feijão	• Grão-de-bico / Lentilha / Ervilha / Soja
• Legume ou verdura cozida	• Cenoura / Abobrinha / Vagem / Chuchu / Brócolis / Beterraba / Espinafre
• Salada (preferência por folhas)	----
• Sobremesa: frutas (preferência por mamão ou laranja com bagaço)	----

Ceia	
Alimentos	**Substitutos**
• Leite com café	----

Tabela 4 Vitaminas hidrossolúveis, suas principais funções e fontes alimentares

Vitaminas hidrossolúveis	Funções	Fontes
B1 (Tiamina)	Metabolismo de proteínas, carboidratos e lipídeos	Carne de porco, vísceras, cereais integrais e legumes
B2 (Riboflavina)	Metabolismo energético	Leite e derivados, vísceras, vegetais de folhas verdes, cereais enriquecidos, pães e ovos
Niacina	Metabolismo, respiração tecidual, síntese de gorduras	Fígado, carnes magras, cereais e legumes
B6 (Piridoxina)	Metabolismo dos aminoácidos (proteínas)	Carnes, vegetais e cereais integrais
Ácido Pantotênico	Metabolismo energético	Ovos, fígado, salmão e levedura
Ácido Fólico	Metabolismo de ácidos nucléicos e aminoácidos	Legumes, vegetais verdes, produtos com trigo integral, carnes magras e leguminosas
B12 (Cianocobalamina)	Metabolismo de ácidos nucléicos	Músculos, ovos, produtos lácteos. Ausente nos alimentos vegetais
Biotina	Metabolismo de gordura, aminoácidos e formação de glicogênio	Legumes, vegetais e carnes
Colina	Constituinte de fosfolípidios e precursor da acetilcolina	Legumes, gema de ovo, fígado e cereais
C (ácido ascórbico)	Importante na síntese do colágeno. Mantém a matriz de cartilagem, dos ossos e da dentina	Frutas cítricas, tomates, pimentões verdes, verduras de folhas verdes

Tabela 5 Vitaminas hidrossolúveis, suas principais funções e fontes alimentares

Vitaminas lipossolúveis	Funções	Fontes
A (Retinol)	Constituinte do pigmento visual e manutenção dos tecidos	Vegetais de folhas verdes, leite, manteiga, queijo e margarina enriquecida
D (Calciferol)	Promove o crescimento e mineralização da absorção do cálcio	Óleo de fígado de bacalhau, ovos, produtos lácteos, leite e margarina enriquecida
E (Tocoferol)	Funciona como antioxidante para prevenir danos na membrana celular	Sementes oleaginosas, vegetais com folhas verdes, margarinas, gordura do leite, gema de ovo, óleos e germe de trigo
K (Filoquinona)	Importante na coagulação sanguínea	Vegetais com folhas verdes, frutas, carnes, cereais, fígado e óleo de soja

Tabela 6 Minerais, suas principais funções e fontes alimentares

Minerais	Funções	Fontes
Cálcio	Formação dos ossos e dentes, coagulação sanguínea e transmissão nervosa	Leite, queijo, vegetais com folhas verdes
Fósforo	Formação dos ossos e dentes e equilíbrio ácido-básico	Leite, queijo, cereais, carnes e aves
Niacina	Metabolismo, respiração tecidual, síntese de gorduras	Fígado, carnes magras, cereais e legumes
Enxofre	Costituinte dos tecidos, cartilagens e tendões	Alimentos protéicos (carnes, peixes, aves, ovos, leite, legumes e nozes)
Potássio	Equilíbrio ácido-básico e da água corporal. Transmissão nervosa	Carne, leite e frutas
Cloro	Formação do suco gástrico e equilíbrio ácido-básico	Sal de cozinha
Sódio	Equilíbrio ácido-básico e da água corporal. Transmissão nervosa	Sal de cozinha
Magnésio	Ativa as enzimas e participa da síntese protéica	Cereais integrais e vegetais com folhas verdes
Ferro	Constituinte de hemoglobina e das enzimas do metabolismo energético	Vísceras, ovos, carnes magras, vegetais com folhas verdes, cereais integrais e leguminosas

Tabela 6 Minerais, suas principais funções e fontes alimentares (*continuação*)

Minerais	Funções	Fontes
Flúor	Manutenção da estrutura óssea	Água potável, chá e alimentos marinhos
Zinco	Constituinte das enzimas que participam da digestão	Leite, fígado, moluscos, e farelo de trigo
Cobre	Constituinte das enzimas envolvidas no metabolismo do ferro	Carne e água potável
Selênio	Atua associado à vitamina E	Alimentos marinhos, cereais e carnes
Manganês	Constituinte das ezimas que participam da síntese de gordura	Folha de beterraba, grãos integrais, nozes, legumes, frutas e chá
Iodo	Constituinte dos hormônios tireoidianos	Peixes, moluscos, sal de cozinha, produtos lácteos e vegetais
Molibdênio	Constituinte de enzimas	Legumes, cereais e vísceras
Cromo	Participa do metabolismo da glicose	Gorduras, óleos vegetais e carnes
Cobalto	Constituinte da vitamina B12	Vísceras, músculo e leite

Perspectivas para o futuro

Os novos conhecimentos obtidos nas últimas décadas foram capazes de proporcionar ao paciente qualidade de vida significativamente superior ao que era possível há apenas alguns anos. De fato, vai longe o tempo em que, constatado o diagnóstico, pouco se podia fazer pelo paciente além de recomendar-lhe alguns medicamentos (nem sempre eficazes e freqüentemente mal tolerados) e observar a lenta mas inexorável progressão de sua condição clínica. Nessa época, a sobrevida dos pacientes com a doença de Parkinson era consideravelmente menor que a de indivíduos não acometidos, e sua qualidade de vida deteriorava-se após alguns anos como resultado da incômoda combinação de tremores, rigidez muscular e uma inexplicável incapacidade para movimentar-se — mesmo na ausência de verdadeira paralisia. Muitos deixavam de andar após alguns anos, outros se tornavam dependentes de familiares para as mais simples tarefas do dia-a-dia. É verdade que nem todos apresentavam a mesma evolução, pois o curso clínico pode ser bastante variável, e há casos cuja progressão é tão lenta que parece não ocorrer. Esse era o cenário até o final da década de 1960, quando apenas as medicações anticolinérgicas e procedimentos cirúrgicos, então realizados com técnicas pouco aperfeiçoadas, constituíam as únicas armas com as quais o parkinsoniano podia contar.

A introdução da levodopa na prática clínica, ainda no final da década de 1960, e o uso combinado da levodopa associado a um inibidor da enzima dopa-descarboxilase, já na primeira metade da década de 1970, constituem o marco principal na história do tratamento da doença de Parkinson. De fato, após 25 anos de experiência com a levodopa, a comunidade científica é unânime em constatar que a qualidade de vida do parkinsoniano tornou-se incomparavelmente melhor. Além disso, a sobrevida dos pacientes aproximou-se bastante da de indivíduos sem a doença. Os problemas que apareceram após alguns anos de tratamento com a levodopa, como as flutuações motoras, as discinesias e o fenômeno *on-off*, embora viessem de alguma forma comprometer o entusiasmo inicial, acabaram por impulsionar as pesquisas em farmacologia para a obtenção de novos medicamentos. O advento dos primeiros agonistas da dopamina, ainda na década de 1970 (como a apomorfina e a bromocriptina), e, em meados da década de 1990, dos agonistas não-ergolínicos (como o pramipexol e o ropinerol) e dos inibidores enzimáticos (selegilina, tolcapone e entacapone) vieram acrescentar novas alternativas para potencializar a ação terapêutica da levodopa. Por sua vez, a cirurgia voltou a ocupar espaço importante. O refinamento das técnicas estereotáxicas, a introdução da estimulação cerebral profunda, a melhor escolha do alvo cirúrgico e critérios adequados de seleção de pacientes são fatores que vêm contribuindo para a obtenção de melhores resultados.

A profunda mudança na qualidade e expectativa de vida após a introdução da levodopa não foi suficiente, entretanto, para solucionar uma série de problemas advindos da progressão do processo degenerativo. Apenas como um exemplo, a perda progressiva dos neurônios da substância negra implica menor capacidade de armazenamento de dopamina e, conseqüentemente, menor duração do efeito de cada dose de levodopa. Além disso, tornou-se claro que o processo degenerativo não se restringe apenas às células da parte compacta da substância negra, mas pode atingir também outros agrupamentos de células cerebrais, inclusive alguns que produzem outros neurotransmissores, como a serotonina e a noradrenalina. Dessa forma, a comunidade científica passou a voltar-se não apenas para a farmacologia e para a terapia de reposição, mas para as possíveis causas de morte celular. Em outras palavras, não bastava mais repor a dopamina em falta no cérebro. Era preciso tentar entender o motivo pelo qual as células produtoras da dopamina degeneram.

Esse é o desafio que se tem hoje. A utilização das modernas técnicas de biologia molecular, atualmente disponíveis, vem tornando possível um conhecimento mais detalhado dos processos celulares e dos mecanismos que podem desencadear a morte da célula. Sabe-se, há algum tempo, que a produção de radicais livres no interior da substância negra parece ser um dos fatores que contribuem para o processo degenerativo. Radicais livres são moléculas instáveis, capazes de exercer efeitos nocivos em vários elementos celulares, como as mitocôndrias, que são as estruturas responsáveis pela geração de energia dentro da célula. Existem, atualmente, evidências consistentes sugestivas de participação de defeitos na mitocôndria em pacientes com doença de Parkinson.

Outra linha de pesquisa que tem despertado interesse refere-se aos mecanismos genéticos envolvidos na produção da doença. Embora seja fato que apenas pequena parte dos pacientes manifeste a doença com transmissão hereditária definida, parece cada vez mais evidente que uma parcela considerável de pacientes sofre a influência de determinantes genéticos mais sutis. Nessa linha de raciocínio, a presença de genes de susceptibilidade para a doença de Parkinson poderia explicar o motivo pelo qual um indivíduo que tem parente de primeiro grau afetado tenha probabilidade quatro a seis vezes maior de contrair a doença em relação à população geral. Dessa forma, a presença de certos genes não seria capaz de determinar a doença, mas apenas tornaria seus portadores mais vulneráveis quando em presença de outros fatores, talvez ambientais.

O Projeto Genoma Humano, em fase de conclusão, deverá modificar substancialmente o panorama clínico nas próximas décadas. Esse projeto é um empreendimento de âmbito internacional, constituído em 1990 e com duração prevista até 2005. Os principais objetivos incluem: identificação e mapeamento dos cerca de 30 mil genes existentes no DNA das células do corpo e a determinação das seqüências dos 3 bilhões de bases químicas que compõem o DNA humano. Supõe-se que as 20 doenças mais comuns, que acometem cerca de 80% da população, estejam associadas com algo em torno de 200 dos milhares de genes que regulam o corpo humano.

Os benefícios que o Projeto Genoma poderá trazer para a humanidade são promissores. Em praticamente todas as áreas da medicina, o conhecimento sobre como os genes contribuem para a produção de doenças levará a profundas mudanças na prática clínica. O diagnóstico precoce pela análise do DNA, aliado ao crescente conhecimento de condições ambientais, permitirá maior eficácia na prevenção de doenças. Terapias baseadas em novas classes de medicamentos, novas técnicas imunoterápicas e futuras técnicas de substituição de genes defeituosos mediante terapia gênica serão algumas das conquistas decorrentes do conhecimento resultante desse projeto.

O conhecimento mais aprofundado do genoma humano deverá contribuir para o desenvolvimento de novas técnicas diagnósticas e terapêuticas para a doença de Parkinson, como a realização de testes pré-sintomáticos quanto à avaliação de risco para o desenvolvimento da doença; síntese de novas drogas baseadas em proteínas, enzimas e moléculas de RNA; escolha do melhor medicamento e das doses de acordo com o perfil genético de cada paciente e aplicações de terapia gênica, que poderão, no futuro, tratar ou prevenir a doença de Parkinson pela reparação dos genes.

Glossário

Parkinson de A a Z

ACETILCOLINA — um neurotransmissor presente em várias regiões cerebrais. Em condições normais, encontra-se em equilíbrio com a dopamina no estriado. Na doença de Parkinson, a falta de dopamina resulta em hiperatividade da acetilcolina.

ACINESIA — significa ausência de movimento. Refere-se à dificuldade em iniciar um movimento e à economia de gestos e de expressão facial. É o mais característico dos sintomas parkinsonianos e também o mais incapacitante.

AGONISTAS DA DOPAMINA — são substâncias que mimetizam (imitam) a ação da dopamina. São utilizadas como medicação antiparkinsoniana em monoterapia ou em associação com outras drogas.

ALUCINAÇÃO — percepção de eventos não reais. Podem ser visuais, auditivas ou táteis. As alucinações medicamentosas são quase sempre visuais, na forma de objetos ou pessoas inexistentes. Alucinações auditivas são mais comuns em doenças psiquiátricas primárias.

AMANTADINA — droga com ação antiparkinsoniana. Tradicionalmente usada no início do tratamento quando drogas mais potentes ainda não se tornaram necessárias; vem encontrando novas indicações principalmente no controle das flutuações motoras e das discinesias.

ANTICOLINÉRGICOS — drogas antiparkinsonianas que bloqueiam a ação da acetilcolina. As mais utilizadas são a trihexifenidila e o biperideno.

APOMORFINA — um dos primeiros agonistas da dopamina. Apresenta boa atividade dopaminérgica, mas, por ter ação muito curta e necessitar administração subcutânea, tem sua aplicação clínica ainda limitada.

BENSERAZIDA — um inibidor da dopa-descarboxilase, presente em associação com a levodopa no Prolopa® e Prolopa HBS®.

BLOQUEIOS MOTORES ("FREEZING") — episódios relativamente súbitos de congelamentos que podem ocorrer em várias situações mas principalmente durante a marcha. O paciente sente como se estivesse "colado" ao solo, incapaz de se mover. A duração é variável, geralmente poucos minutos, e desaparecem do mesmo modo.

BRADICINESIA — significa lentidão de movimentos. Refere-se à redução na velocidade de execução de atos motores.

BROMOCRIPTINA — um agonista da dopamina derivado do ergot com ação principalmente em receptores D2.

CARBIDOPA — um inibidor da dopa-descarboxilase, presente em associação com a levodopa no Sinemet®, Cronomet® e Levocarb®.

CORÉIA — movimentos involuntários anormais em forma de dança que ocorrem em várias doenças como na doença de Huntington e na coréia reumática. Movimentos em forma de coréia, denominados discinesias, podem ocorrer na doença de Parkinson como complicação do tratamento com a levodopa ou com os agonistas.

CORPOS DE LEWY — corpos de inclusão citoplasmática visíveis apenas ao microscópio, que se formam como resultado da degeneração neuronal na substância negra. São considerados a "marca registrada" da doença de Parkinson, embora algumas outras condições também possam produzir corpos de Lewy.

DEAMBULAÇÃO — o caminhar, a marcha.

DELÍRIO — crença em falsas idéias, sem razão lógica. Podem ocorrer delírios de perseguição (paranóia) como efeito colateral de medicação antiparkinsoniana.

DEMÊNCIA — condição caracterizada pela perda das funções intelectuais que incluem memória, aprendizado, raciocínio e pensamento abstrato, entre outras.

DETERIORAÇÃO DO FIM DA DOSE — oscilações da função motora representadas por perda do efeito da medicação antes do horário da próxima ingestão.

DISAUTONOMIA — distúrbio do sistema nervoso autônomo. Pode ocorrer na forma de queda da pressão arterial, sudorese aumentada, sialorréia, alterações urinárias, intestinais e sexuais.

DISCINESIAS — movimentos involuntários anormais que ocorrem como complicação do tratamento com a levodopa. Podem manifestar-se como coréia e, eventualmente, como distonia.

DISFAGIA — dificuldade para deglutir. Costuma ocorrer nas fases mais avançadas da doença.

DISTONIA — movimento involuntário anormal caracterizado por contrações musculares prolongadas, podendo resultar em posturas anormais. São movimentos mais lentos que as coréias e podem aparecer como complicação do tratamento com levodopa ou como sintoma da própria doença.

DOPAMINA — neurotransmissor que se encontra deficiente da doença de Parkinson. Sua falta resulta em importante alteração da função motora normal.

ENZIMA — proteína necessária para que determinada reação química possa se processar. Exemplos de enzimas incluem a dopa-descarboxilase, MAO-B e COMT.

ESTIMULAÇÃO CEREBRAL PROFUNDA — técnica cirúrgica que utiliza o implante de um eletrodo em estruturas cerebrais profundas. Esse eletrodo é acoplado a um estimulador com o objetivo de modificar o funcionamento dessa estrutura. O globo pálido e o núcleo subtalâmico têm sido alvo desse tipo de estimulação para o controle de alguns sintomas parkinsonianos.

ESTRIADO — considerado como a área receptora dos gânglios da base pois recebe impulsos de inúmeras áreas cerebrais. Constituído pelo núcleo caudado e putâmen.

FENÔMENO *ON-OFF* — oscilações da função motora caracterizadas pela alternância, muitas vezes imprevisível, entre um estado de boa função motora, geralmente associada a discinesias (período "on"), e um estado de profunda imobilidade (período "off"). Ocorrem após anos de resposta estável à medicação.

FESTINAÇÃO — marcha acelerada, com passos pequenos e tendência a inclinar-se cada vez mais para a frente, como se estivesse em busca do seu centro de gravidade. Muitas vezes resulta em quedas ao solo. A medicação antiparkinsoniana não é muito eficaz no alívio desse sintoma.

FLUTUAÇÕES MOTORAS — oscilações do desempenho motor associadas ao tratamento com a levodopa. Costumam ocorrer após alguns anos de tratamento na forma de deterioração do fim da dose, discinesias e fenômeno *on-off*.

FUNÇÃO COGNITIVA — refere-se ao conjunto das funções intelectuais.

GABA — abreviação de ácido gama-aminobutírico. É um neurotransmissor inibitório que atua nos circuitos dos gânglios da base.

GÂNGLIOS DA BASE — conjunto de estruturas cerebrais constituído pelo estriado, globo pálido, núcleo subtalâmico e substância negra.

GLOBO PÁLIDO INTERNO — considerado como via de saída dos gânglios da base. Encontra-se hiperativo na doença de Parkinson. Como tem ação inibitória, essa hiperatividade resulta em maior inibição do movimento.

HIPOTENSÃO POSTURAL — queda da pressão arterial ao levantar-se.

INIBIDORES DA COMT — substâncias que inibem a ação da COMT (tolcapone e entacapone)

INIBIDORES DA DOPA-DESCARBOXILASE — substâncias que inibem a ação da dopa-descarboxilase (benserazida e carbidopa).

INIBIDORES DA MAO-B — substâncias que inibem a ação da MAO-B (selegilina, lazabemida).

LEVODOPA — aminoácido precursor da dopamina. É bem absorvido pelo trato gastrintestinal e penetra no cérebro com facilidade onde dá origem à dopamina pela ação da enzima dopa-descarboxilase.

LISURIDA — um dos agonistas da dopamina com atividade predominante em receptores D2.

MICROGRAFIA — caligrafia com letras pequenas podendo haver redução progressiva do tamanho à medida que a escrita progride. Constitui sintoma típico da doença de Parkinson e é diretamente relacionado à acinesia.

MIOCLONIA — abalos musculares, rápidos, de curta duração. Ocorrem raramente na doença dc Parkinson.

NEUROTRANSMISSORES — substâncias químicas que atuam como mensageiras, transmitindo sinais entre as células.

NORADRENALINA — um neurotransmissor, deficiente em grau moderado na doença de Parkinson. Supõe-se que essa falta possa contribuir para o aparecimento da depressão.

NÚCLEO CAUDADO — um dos componentes do estriado

PALIDOTOMIA — procedimento cirúrgico estereotáxico realizado por um pequeno orifício no crânio, que consiste em lesão do globo pálido interno (que se encontra hiperativo na doença de Parkinson). Em alguns casos melhora a acinesia e reduz a intensidade dos movimentos involuntários anormais.

PARKINSONISMO — conjunto de sinais e sintomas normalmente observados na doença de Parkinson mas que podem ocorrer em outras condições. A doença de Parkinson é uma das formas de parkinsonismo.

PARKINSONISMO ATÍPICO — refere-se a determinada condição que, além dos sintomas parkinsonianos, apresenta alguns elementos que não permitem rotulá-la como doença de Parkinson.

PERGOLIDA — um agonista da dopamina.

PET *SCAN* — método diagnóstico que permite o estudo do metabolismo de áreas cerebrais específicas pelo uso de substâncias radioativas. Método ainda não disponível em nosso meio.

PRAMIPEXOL — agonista da dopamina não relacionado ao ergot. Atua principalmente em receptores D3 e apresenta boa eficácia antiparkinsoniana.

PSICOSE — distúrbio psiquiátrico representado por perda de contato com a realidade. Exemplos de sintomas psicóticos são as alucinações e delírios.

PUTÂMEN — um dos componentes do estriado. É a região onde a falta de dopamina é mais intensa na doença de Parkinson.

RECEPTORES — são proteínas localizadas na membrana da célula que interagem com os neurotransmissores.

RIGIDEZ — aumento da resistência muscular à movimentação passiva.

ROPINEROL — um agonista da dopamina não derivado do ergot. Apresenta eficácia semelhante ao pramipexol.

SEBORRÉIA — aumento da secreção sebácea em face e couro cabeludo, podendo haver descamação.

SELEGILINA — um inibidor da MAO-B.

SEROTONINA — um neurotransmissor, deficiente em grau moderado na doença de Parkinson. Como no caso da noradrenalina, supõe-se que essa falta possa contribuir para o aparecimento da depressão.

SIALORRÉIA — aumento da salivação que pode escorrer para fora da boca.

SISTEMA NERVOSO AUTÔNOMO — parte do sistema nervoso responsável pelas funções chamadas vegetativas: controle da pressão arterial, respiração, função digestiva, transpiração, controle da bexiga etc.

SUBSTÂNCIA NEGRA — região do tronco do encéfalo que contém grande quantidade de um pigmento conhecido como neuromelanina. É na substância negra que têm origem as células que sintetizam dopamina.

SUBTALAMOTOMIA — técnica cirúrgica estereotáxica semelhante à palidotomia. Nesse caso, o alvo é o núcleo subtalâmico que também se encontra hiperativo na doença de Parkinson.

TREMOR DE REPOUSO — tremor típico da doença de Parkinson. Ocorre quando um membro encontra-se em repouso e costuma desaparecer durante a execução de um movimento.

TREMOR ESSENCIAL — condição familiar, geralmente herdada com padrão de transmissão autossômico dominante e caracterizada por tremor postural nos membros superiores. Outras vezes, pode ser observado tremor na cabeça, no queixo e na voz. Ele é algumas vezes confundido com a doença de Parkinson, mas sua evolução é mais benigna e não há rigidez ou acinesia.

TREMOR POSTURAL — tremor que ocorre quando os braços assumem determinada postura, por exemplo, estendidos para a frente. É um tremor geralmente mais rápido e mais fino que o tremor de repouso. Pode aparecer na doença de Parkinson, mas é mais comum em pacientes com tremor essencial.

Associações e grupos de apoio

ASSOCIAÇÃO BRASIL PARKINSON

Fundada em 1985 pela educadora Marylandes Grossmann, foi a pioneira do gênero no país. É uma instituição reconhecida como de fins filantrópicos que se tem destacado por suas atividades de informação e divulgação dos vários aspectos da doença bem como pelo apoio dedicado a pacientes e cuidadores. Mantém serviços permanentes de fonoaudiologia, fisioterapia, nutrição e psicologia para os associados, além de atividades artísticas (coral, pintura e dança) e lúdicas (clube de xadrez, jogos e eventos sociais). Periodicamente são realizadas palestras abertas ao público em que são abordados temas relacionados à doença de Parkinson. Seu site contém informações úteis para pacientes e familiares: http://www.parkinson.org.br/
Av. Bosque da Saúde, 1155
CEP 04142-092 — São Paulo, SP
Tel: (11) 2578-8177

GRUPO DE SOLIDARIEDADE PARKINSON - MG

Promove encontros mensais com profissionais da área os quais visam à formação de cuidadores, ao apoio aos pacientes e a trocas de informações.
Tel.: (31) 273-6619
Belo Horizonte, MG

ASSOCIAÇÃO PARKINSON CEARÁ

Hospital Universitário — Caixa Postal 3168
CEP 60430-970 — Fortaleza, CE
Tel.: (85) 261-7822
Fax: (85) 261-5308

ASSOCIAÇÃO PARKINSON RIO DE JANEIRO

Promove palestras mensais com profissionais da área.
Conta com um coral e uma oficina de arte.
Rua Paissandu, 48, ap. 14
CEP 22210-080 — Rio de Janeiro, RJ
Tel.: (21) 2265-6209

ASSOCIAÇÃO PARANAENSE DOS PORTADORES DE PARKINSONISMO — APPP

http://www.appp.com.br/
Rua Paulina Taborda Ribas de Camargo, 60
CEP 80050-650 — Curitiba, PR
Tel.: (41) 3014-5617
Fax: (41) 3014-5618

ASSOCIAÇÃO DOS PARKINSONIANOS DO PARÁ - APP

Av. 25 de Setembro, 406
CEP 66093-000 — Belém, PA
Tel.: (91) 246-2884

Sobre os autores

DENISE KNOOP
Fonoaudióloga, formada pela Universidade Federal de São Paulo, especializada em Voz pelo Centro de Estudos da Voz. Coordenadora do Serviço de Fonoaudiologia da Associação Brasil Parkinson.

JOÃO CARLOS PAPATERRA LIMONGI
Neurologista formado pela Faculdade de Medicina da Universidade de São Paulo. Médico do Grupo de Distúrbios do Movimento do Departamento de Neurologia do Hospital das Clínicas da Faculdade de Medicina da Universidade de São Paulo. Research Fellow pelo Mount Sinai Medical Center, University of New York.

MARINA PADOVANI
Fonoaudióloga formada pela Universidade Federal de São Paulo, especializada em Voz pelo Centro de Estudos da Voz e pela Irmandade da Santa Casa de Misericórdia de São Paulo. Coordenadora do Serviço de Fonoaudiologia da Associação Brasil Parkinson.

MARCIA MARIA HERNANDES DE ABREU DE OLIVEIRA SALGUEIRO
Nutricionista da Clínica Pró-Vita. Professora do Curso Técnico de Nutrição do Senac.

MARIA DO CARMO SITTA
Médica assistente do Serviço de Geriatria do Hospital das Clínicas da Faculdade de Medicina da Universidade de São Paulo. Doutora na área de Envelhecimento da Disciplina de Patologia da Faculdade de Medicina da Universidade de São Paulo.

MARIA INÊS SITTA
Fisioterapeuta formada pela Faculdade de Medicina da Universidade de São Paulo. Gerontóloga pela Sociedade Brasileira de Geriatria e Gerontologia. Especialista em Reeducação Postural Global pelo Instituto Ph. E. Souchard.

IMPRESSO NA GRÁFICA sumago

sumago gráfica editorial ltda
rua itauna, 789 vila maria
02111-031 são paulo sp
tel e fax 11 **2955 5636**
sumago@sumago.com.br

dobre aqui

Carta-resposta

9912200760/DR/SPM

Summus Editorial Ltda.

CORREIOS

CARTA-RESPOSTA

NÃO É NECESSÁRIO SELAR

O SELO SERÁ PAGO POR

grupo editorial summus

AC AVENIDA DUQUE DE CAXIAS
01214-999 São Paulo/SP

dobre aqui

recorte aqui

plexus

CADASTRO PARA MALA-DIRETA

Recorte ou reproduza esta ficha de cadastro, envie completamente preenchida por correio ou fax, e receba informações atualizadas sobre nossos livros.

Nome:______________________ Empresa:______________________

Endereço: ☐ Res. ☐ Coml. ______________________ Bairro:______________

CEP: ________-______ Cidade: ______________ Estado: ______ Tel.: (   ) __________

Fax: (   ) ______________ E-mail: ______________ Data de nascimento: __________

Profissão:______________ Professor? ☐ Sim ☐ Não Disciplina: ______________

1. Você compra livros:

- ☐ Livrarias
- ☐ Telefone
- ☐ Internet
- ☐ Feiras
- ☐ Correios
- ☐ Outros. Especificar:__________

2. Onde você comprou este livro?

____

3. Você busca informações para adquirir livros:

- ☐ Jornais
- ☐ Revistas
- ☐ Professores
- ☐ Amigos
- ☐ Internet
- ☐ Outros. Especificar:__________

4. Áreas de interesse:

- ☐ Fonoaudiologia
- ☐ Educação
- ☐ Educação Especial
- ☐ Terapia ocupacional
- ☐ Corpo, Movimento, Saúde
- ☐ Psicoterapia
- ☐ Outros. Especificar: __________

5. Nestas áreas, alguma sugestão para novos títulos?

____

____

6. Gostaria de receber o catálogo da editora? ☐ Sim ☐ Não

cole aqui

Indique um amigo que gostaria de receber a nossa mala-direta

Nome:______________________ Empresa:______________________

Endereço: ☐ Res. ☐ Coml. ______________________ Bairro:______________

CEP: ________-______ Cidade: ______________ Estado: ______ Tel.: (   ) __________

Fax: (   ) ______________ E-mail: ______________ Data de nascimento: __________

Profissão:______________ Professor? ☐ Sim ☐ Não Disciplina: ______________

Plexus Editora

Rua Itapicuru, 613 7º andar 05006-000 São Paulo - SP Brasil Tel.: (11) 3862-3530 Fax: (11) 3872-7476

Internet: http://www.plexus.com.br e-mail: plexus@plexus.com.br